ステップアップ接着治療
－正しい理解と実践－

編　安田　　登
　　秋本　尚武
　　高橋　英登
　　二階堂　徹
　　松村　英雄

財団法人 口腔保健協会

目　次

歯科臨床における接着歯学の意義　1
- **1** 接着歯学の変遷 1
- **2** 接着治療の目的・意義 2

1　前歯部唇面のコンポジットレジン修復　摩耗（クサビ状欠損）とう蝕　6
- **1** はじめに 6
- **2** 術前状態によるアプローチの違い 6
- **3** 修復前準備 6
- **4** 接着処理 6
- **5** 修復用コンポジットレジン 7
- **6** 形態修正と研磨 8
- **7** 症例 8

2　前歯部隣接面のコンポジットレジン修復　18
- **1** 隣接面う蝕 18
- **2** 窩洞形成 18
- **3** 修復前準備 18
- **4** 接着処理 18
- **5** 修復用コンポジットレジン 19
- **6** 形態修正と研磨 19
- **7** 症例 19

3　破折歯のコンポジットレジン修復　24
- **1** 患歯の状況 24
- **2** 窩洞形成 24
- **3** 接着処理 24
- **4** 修復 24
- **5** 研磨 25
- **6** 症例 25

4　臼歯部のコンポジットレジン修復　咬合面う蝕と隣接面う蝕　28
- **1** 基本はラバーダム防湿 28
- **2** 隣接面う蝕へのアプローチ　1（接触点，隣接面辺縁隆線が保存されている場合） 28
- **3** 隣接面う蝕へのアプローチ　2（隣接面が崩壊している場合） 28
- **4** 臼歯隣接面修復に用いるアクセサリー 29
- **5** 症例 30

5　MIを考慮した二次う蝕への対応（パッチ充填）　40
- **1** はじめに 40
- **2** 適応症 40
- **3** 臨床例 40
- **4** パッチ充填の接着手順 43
- **5** パッチ充填の注意点 44
- **6** おわりに 45

6　レジンコーティング法の臨床的意義　46
- **1** はじめに 46
- **2** 従来の間接法とう蝕治療 46
- **3** レジンコーティング法の臨床術式 46

	4	象牙質―歯髄複合体の保護 ... 47
	5	レジンセメントの象牙質接着性 ... 48
	6	レジンコーティングと窩壁適合性 ... 48
	7	レジンコーティング法とう蝕の処置 ... 48
	8	MIをめざす間接修復の窩洞形態 ... 50
	9	おわりに ... 52

7　歯質保存的なメタルインレー修復　53

1　はじめに ... 53
2　コンポジットレジンによる裏装と窩洞形成 ... 53
3　レジンセメントの選択基準 ... 54
4　スーパーボンドの使用法 ... 54
5　MIのコンセプトに基づくメタルインレーの臨床例 ... 58
6　おわりに ... 58

8　コンポジットレジンインレーの接着　60

1　はじめに ... 60
2　印象材 ... 60
3　仮封材 ... 60
4　レジンセメントの選択基準 ... 62
5　コンポジットレジンインレーの接着術式 ... 62
6　おわりに ... 64

9　口腔内で直接コンポジットレジンブリッジ　67

1　はじめに ... 67
2　直接コンポジットレジンブリッジとは ... 67
3　非研削エナメル質に対する接着 ... 67
4　直接コンポジットレジンブリッジの作製法 ... 68
5　直接コンポジットレジンブリッジの臨床例 ... 70
6　おわりに ... 73

10　ラミネートベニア修復　74

1　はじめに ... 74
2　ラミネートベニア修復とは ... 74
3　ラミネートベニア修復の適応症と禁忌症 ... 74
4　ラミネートベニア修復の利点欠点（メタルボンドクラウンと比較して） ... 75
5　臨床術式 ... 75
6　おわりに ... 75

11　ジャケットクラウンの接着　80

1　はじめに ... 80
2　メタルボンドクラウンの問題点 ... 80
3　接着補強効果 ... 81
4　ジャケットクラウン接着時のポイント ... 81
5　おわりに ... 85

12　硬質レジンの前装法　86

1　はじめに ... 86
2　硬質レジンの前装法 ... 86
3　おわりに ... 94

13　接着ブリッジのリテーナーをデザインする　　96
1　はじめに　　96
2　リテーナーの基本的デザイン　　96
3　リテーナーが維持される原理　　98
4　リテーナー各部分の形状について　　98
5　前歯部症例への接着ポンティック法の応用　　100

14　前歯接着ブリッジの基本的術式　　106
1　はじめに　　106
2　側切歯欠損症例に対する補綴処置　　106
3　術式と材料の選択　　108
4　おわりに　　110

15　メタルボンドクラウンの破折修理　　111
1　はじめに　　111
2　症例　　111
3　まとめ　　114
4　おわりに　　114

16　リライニング（レジン床義歯）　　118
1　はじめに　　118
2　直接法に用いられる硬質リライニング材　　118
3　硬質リライニング材の理工学的性質　　119
4　レジン床義歯への接着　　120
5　リライニング操作の実際　　120
6　軟質リライニング材について　　122
7　おわりに　　123

17　リライニング（金属床義歯）　　124
1　はじめに　　124
2　金属とレジンの接着　　124
3　金属接着用プライマー　　124
4　金属面の処理　　125
5　金属床義歯へのリライニング手順　　125
6　未重合層への対応　　127
7　おわりに　　129

18　義歯の破折修理　　130
1　はじめに　　130
2　補修用レジンの性質　　130
3　レジンとレジンの接着メカニズム　　130
4　接合部の間隙幅と形態　　131
5　補強線の役割　　131
6　レジンと金属の接着の意義　　132
7　金属との接着処理　　132
8　補強線を埋入する例　　134
9　クラスプの追加例　　134
10　人工歯の脱落　　134
11　おわりに　　136

索引　　137

歯科臨床における接着歯学の意義

1　接着歯学の変遷

　接着歯学はう蝕治療，修復物の装着を始めとした各種歯科医療に，接着の概念を生かした治療法を開発・研究する学問である．単に修復物を歯につけるだけなら，その起源を19世紀後半のリン酸亜鉛セメントによる合着にまでたどることができる．しかし，接着という言葉は，ボルトやリベットによる機械的結合力とは対極的に，合成高分子材料，化学結合，分子間引力などの用語が中心となる結合と考えられている．そうすると，歯科における接着の応用は1955年にエナメル質の表面をリン酸によってエッチングして，アクリリックレジンの結合力を向上させたBuonocore,MGの研究が端緒と考えられる．

　しかし，それ以降の接着歯学は日本の研究が世界をリードしていった．臨床応用は既に30年を経過し，この間，接着は次々と応用範囲を広げ，さまざまな治療法を生み出したが，その応用法，あるいは使用目的は微妙に変化してきた（図1）．すなわち，1970年代の初期には，維持力の乏しい修復物，あるいは脱落を繰り返す歯冠修復物の装着，さらには動揺歯の固定などに，簡便で，しかも強固な結合力を生かした極めて便利な方法として捉えられていた．

　その後1980年代に入ると，接着を応用すると維持力の増強だけではなく，結合界面の封鎖性が向上することがわかり，保存修復分野で脱落，二次う蝕，果ては歯髄炎を惹起するなど問題点の多かったコンポジットレジン修復を，信頼性の高い修復法へと変化させた．レジンの歯髄に対する為害性が，辺縁封鎖さえ良好であるならば一過性の刺激に過ぎないことも理解された．

　時を同じくして主に審美性を重視する修復においては，セラミックスや硬質レジン等の脆弱材料に

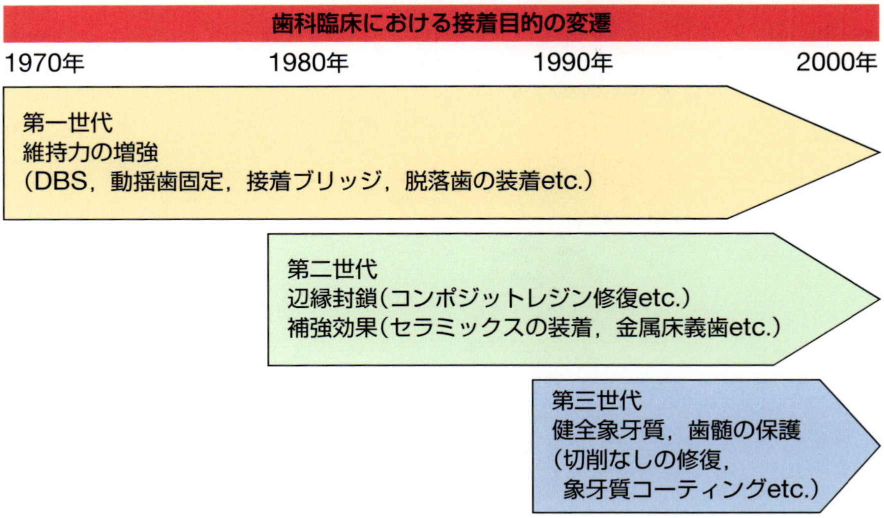

図1　歯科臨床における接着目的の変遷．接着の目的・意義は時代と共に微妙に変化してきた

歯科臨床における接着目的の変遷

1970年　　1980年　　1990年　　2000年

第一世代
維持力の増強
（DBS，動揺歯固定，接着ブリッジ，脱落歯の装着etc.）

第二世代
辺縁封鎖（コンポジットレジン修復etc.）
補強効果（セラミックスの装着，金属床義歯etc.）

第三世代
健全象牙質，歯髄の保護
（切削なしの修復，
　象牙質コーティングetc.）

対して接着を応用すると，曲げ強さや衝撃強さなどが向上し補強効果を生ずることがわかった．審美歯科治療は接着歯学の支えによって成立するといってもよい．

1990年代から現在に至る接着歯学では，象牙質に対する接着機構が大方解明され，歯質と強固に接着すれば象牙質や歯髄といった生活組織が外来刺激から遮断される，すなわち生体保護につながることが指摘されている．

以上のように接着歯学の目的は時間とともに増幅し，考慮すべき対象も生体ではエナメル質，象牙質はもちろん，セメント質，場合によっては歯髄，歯根膜にまで及んでいる．そして材質では金属，セラミックス，有機材料など口腔内で応用されるすべての材料を考慮に入れなくてはならないなど，接着歯学はあらゆる歯科治療分野に応用されているといって過言ではない．

2 接着治療の目的・意義

接着治療が対応する疾患は主にう蝕であるが，う蝕はう蝕原因菌がう窩に存在し，酸を発生して脱灰が進行している，いわゆる疾病の段階と，そこから感染歯質が除去された後に残された実質欠損，すなわち障害の段階に分けられる．前者には「う蝕治療」を，後者には「修復処置」を施すが，そのいずれに対しても接着は有効な働きを示すことが知られている．

以下に接着が歯科治療にもたらす目的・意義について挙げてみよう．

1◆維持力・保持力の向上（図2）

接着歯学の当初の目的であったのが，この維持力・保持力の向上である．レジン充塡，アマルガム充塡をはじめとした練成充塡に使用される材料は，すべて歯質とは接着しない．したがって，充塡を行う際には窩洞底部に円形穿下や角型穿下などの保持装置を施して，充塡物を窩洞に維持させる必要があった．これに対して歯質に接着性を持つ材料（ボンディング材）を用いると，脱落がなく極めて安定した充塡が得られるようになった．歯質との結合力が増加したことは，充塡材料に合わせた窩洞を形成する必要がなくなり，う蝕部分だけを取り除いた侵襲の少ない修復（Minimal Intervention）をも可能とした．

また，インレー，クラウンなどを歯質に合着する際に用いる各種セメントも，従来は歯質との接着性に乏しく機械的嵌合力に頼るのみであった．そのため維持力・保持力を得るためには，深い窩洞，長いポスト，少ないテーパーなどの支台形成が必要である．また，適合が十分でなければならないため，印象，模型製作，鋳造などの一連の作業には極めて過酷な精度が要求された．むしろこれらが歯科医療の中心であり，歯科医師に求められる資質でもあるかのような受け取られ方もしていたが，接

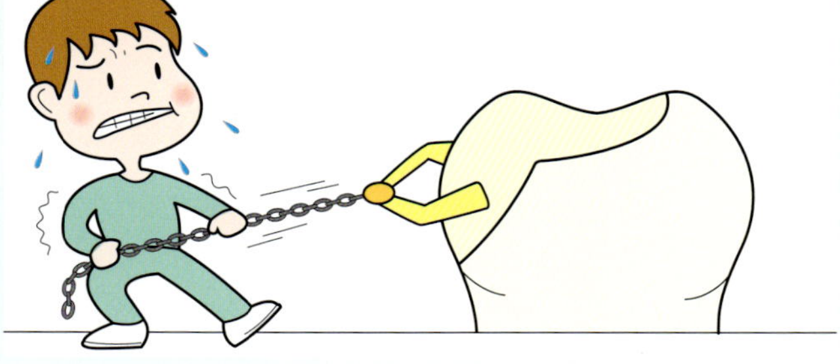

図2 うーん，はずれない！

着性セメントの登場によって多くの点で改善がなされ，歯科医療に変革をもたらしている．

2◆辺縁封鎖性の向上（図3）

う蝕は広義に解釈すれば細菌感染症であるが，厳密には細菌の代謝産物である酸による侵食症と考えられる．口腔内には酸生成能を有する細菌は数限りなく存在するので，修復処置が施されても細菌，あるいは酸による攻撃を受け続けることになる．従来から行われているほとんどの修復物が永久に持つものではなく，10年も満たないうちに再製作に至ることはよく知られている．その原因の多くが修復物と歯質との界面から侵入する細菌の再感染，あるいは細菌が産生する酸の拡散によって，二次う蝕が発生し，歯質の崩壊，修復物のダツリ，あるいは歯髄炎を引き起こす．

これらの現象は歯質と修復物を強固に結合させることによって細菌の侵入を防ぎ，また接着材を歯質に拡散させることにより耐酸性の高い歯質に改質でき，二次う蝕を防ぐことができるためすべて解決できる．

また，結合界面は単に歯質と修復物の間に限らず，金属―前装用レジン，金属―床用レジンなど，修復物内で界面が存在することも多くあるが，ここでも接着が有効に働き剥離，着色などを改善することができる．

3◆補強効果（図4）

歯科治療の中には，生体を犠牲にしてまで審美性を求めなくていけない症例があることも確かである．しかし，審美性再現に用いられるセラミックスや前装用レジンは極めて脆弱な材料であり，そのため咬合力に耐える強度を得るには歯質を大量に切削して厚みを確保しなくてはならない．それが故

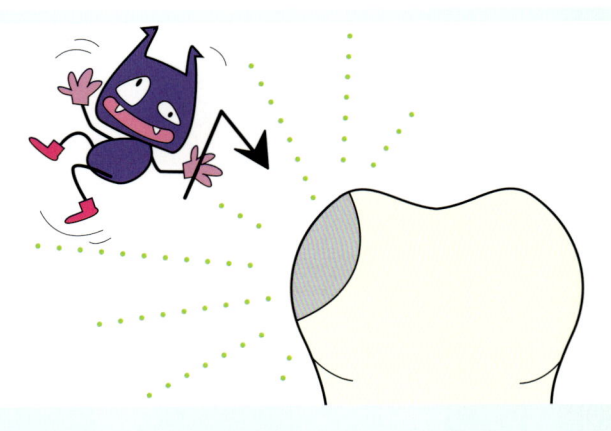

図3　入り込む隙間が全然ないや

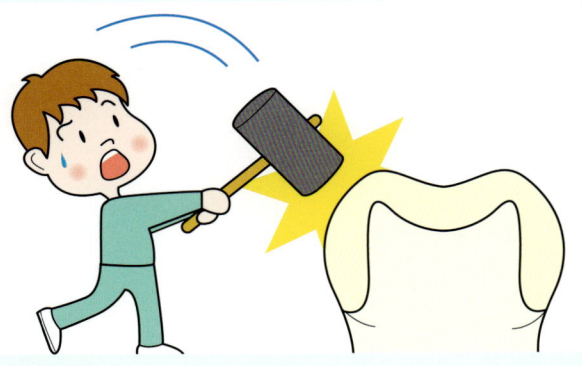

図4　たたいても割れないね

に術後疼痛，歯髄炎を惹起することも否定できず，場合によっては抜髄を余儀なくされることもある．
　ところが，ここでも接着の概念が救いとなり多大な効果を生み出している．補強効果と呼ばれるもので，強度の劣るものでも，何枚か重ねてお互いがしっかりと結合されていれば大きな強度を生み出すという原理である．スキーの合板，なべや風呂釜に用いられるホーローがそれである．ジャケットクラウン，インレー，ベニアクラウン，硬質レジン前装冠など，およそ審美性が要求されるところで接着が使われないことはない．まさに，「審美歯科」の成否は接着歯学が握っているといっても過言ではない．
　また，接着よって金属床義歯や金属の補強線を用いたレジン床義歯の強度を向上させることもよく知られている．レジン床義歯に埋入される補強線がレジンと接着していなければ全く意味のないことを知っておくべきであろう．

4 ◆ 生体（象牙質，歯髄）の保護（図5）

　接着にとっては最も新しい概念ではあるが，今では接着がもたらす最も重要な意義であると考えられる．エナメル質は外胚葉由来の組織であり，上皮と同じと捉えることができるので，う蝕や切削によってエナメル質が除去され下の象牙質や歯髄が露出してしまえば，これは創傷と同じであるとの考えがある．身体の他の組織では上皮が再生されて自然治癒してくるが，周知のように歯の硬組織は再生しない．生体の内部環境がいつも露出しているようならば細菌による二次感染が起こるのは当然である．そこで，何らかの問題でエナメル質が除去された時には，細菌感染をはじめとした外来刺激を防ぐエナメル質に代わる何かを生成させてやる必要がある．この考えに最も期待できるのが樹脂含浸層の考えである．露出した象牙質表層に接着材を拡散させることによって，耐酸性，有機質耐分解性

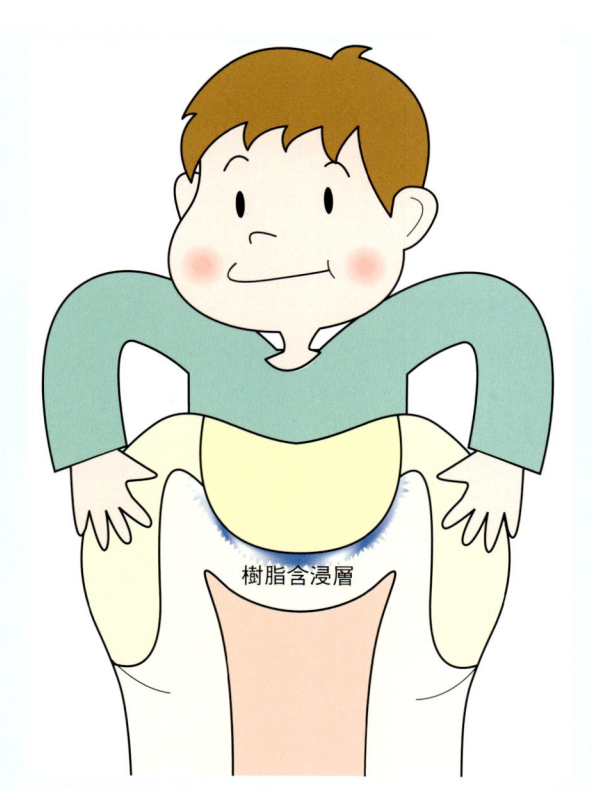

図5　接着で生体を守るのだ！

が格段に向上し，う蝕にならない象牙質に改質することができる．まさに，人工エナメル質の誕生といってもよい．

　以上のように，接着は歯科臨床のあらゆる分野で活躍している．しかし，使用する接着材，あるいは接着性レジンを熟知して使用しない限り，期待したような結果が得られないことも確かである．巷には数え切れないほどの接着材が流布し選択に困ることもあるようだが，まずは一つの製品に習熟することが臨床を成功に導く秘訣でもある．

1 前歯部唇面のコンポジットレジン修復
摩耗（クサビ状欠損）とう蝕

1 はじめに

　前歯部唇面の修復で最も多いのは歯頸部のクサビ状欠損である．アブフラクションあるいは歯ブラシ摩耗が原因である場合には，表面が非常に滑沢な歯根象牙質であるが，表層が脱灰しう蝕になっている症例もある．

2 術前状態によるアプローチの違い

　アブフラクションや歯ブラシ摩耗によるクサビ状欠損（図1-1）の中には，表面が滑沢でう蝕がなく，修復を必要としない症例もある．修復が必要な場合には，表面にあるプラークなどの付着物を研磨用ブラシ等で清掃し，次亜塩素酸ナトリウムと過酸化水素水による軽い洗浄後，接着処理に移る．

次亜塩素酸ナトリウムと過酸化水素水による洗浄
被着面を歯面清掃により機械的に清掃した後，化学的洗浄を行い表面に付着したプラーク等を除去する．次亜塩素酸ナトリウムは被着面に長時間作用させると，接着強さが低下することが報告されているので長時間作用させないよう注意する．

　表面にう蝕がある場合（図1-2）には，う蝕検知液で染色し赤染部をスプーンエキスカあるいはマイクロモータに装着した小さなスチールラウンドバーにより除去する．除去の際，スプーンエキスカでは低圧で表面の薄皮を剥くような感じで，ラウンドバーの場合には超低速低圧で切削する．

3 修復前準備

　歯頸部付近の修復にあたり注意することは，歯肉側マージン部分の接着処理および充填である．ほとんどの症例で歯肉側マージンは歯肉縁ギリギリに位置していることから，歯肉溝浸出液に対するマージン部分の防湿が必要になる．

カンチャーストリップス（ビバデント，白水貿易）
歯頸部修復用透明ストリップス．ストリップスを歯肉溝に挿入すると，歯頸部マージンが明瞭になり，また防湿効果も得られる．

　また歯肉側マージンも不明瞭となることから，接着処理前にあらかじめ歯肉圧排糸を挿入しておく．あるいは，カンチャーストリップス（ビバデント，白水貿易）による歯肉圧排と防湿を行う（図1-3）．

4 接着処理

セルフエッチングシステム
エッチングとプライマー効果を合わせ持ったセルフエッチングプライマーとボンドからなるレジン接着システム．最近ではエッチングからボンドまでを1つにまとめたワンボトルタイプも市販されている．

　セルフエッチングシステムにより歯質表面の処理を行う．表面が滑沢な摩耗の症例では，セルフエッチングプライマーによる効果が得られにくい場合がある．必ず歯面処理後，表面に光沢感があることを確認する（光沢感が認められない場合には，再度セルフエッチングプライマー処理を行う）．

5 修復用コンポジットレジン

　修復用材料としては，従来のコンポジットレジンのほかにフロアブルレジン（**図1-4**）も広く用いられている．フロアブルレジン使用の際には，直接シリンジチップから充填するのではなく，一度練板上に少量採取した後，エキスプローラの先端に取り，ワックスのドロップオンの要領で歯面に塗布すると良い．直接チップから充填を行うと気泡が混入することが多い．

　コンポジットレジンペーストを充填する場合，カンチャーストリップスが挿入してあると歯肉側の充填が容易である．歯肉圧排糸で前準備がされている症例では，コンポジットレジンペーストの歯肉側マージン付近のつめ残しがないように注意する．

フロアブルレジン
従来のコンポジットレジンペーストに比較して粘性が低いコンポジットレジン．フィラー含有量は，ペーストレジンよりわずかに少ないが，ペーストの流れがよく窩洞の隅々にまで充填が容易にできる．最近は，やや粘度の高い製品もあり，用途によって使い分けることができる．

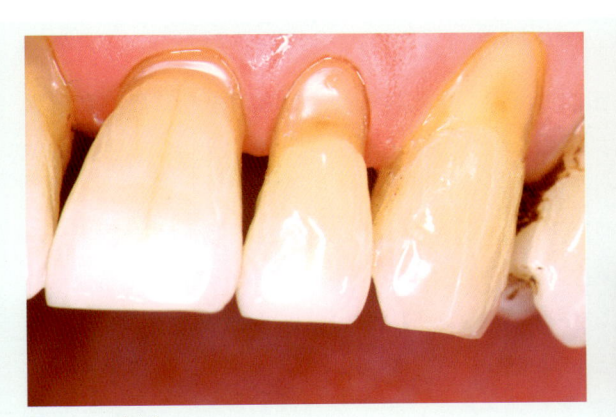

図1-1 摩耗

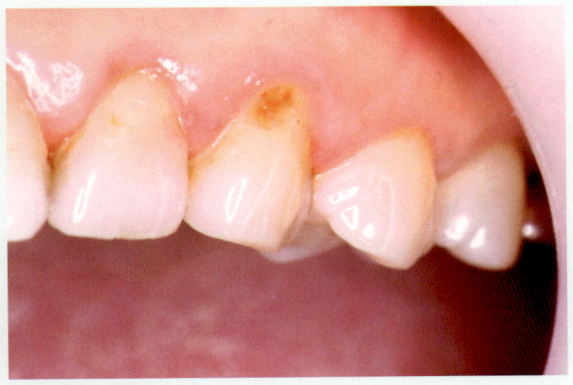

図1-2 う蝕

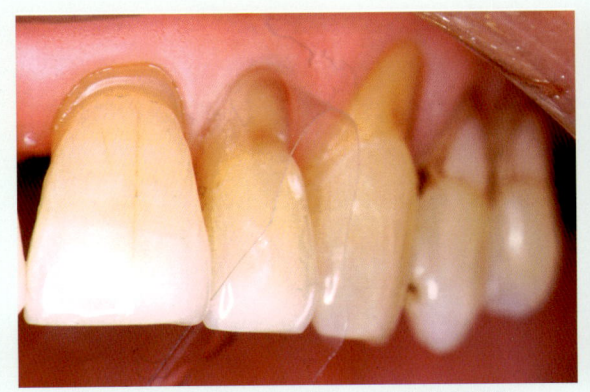

図1-3 カンチャーストリップスによる修復前準備

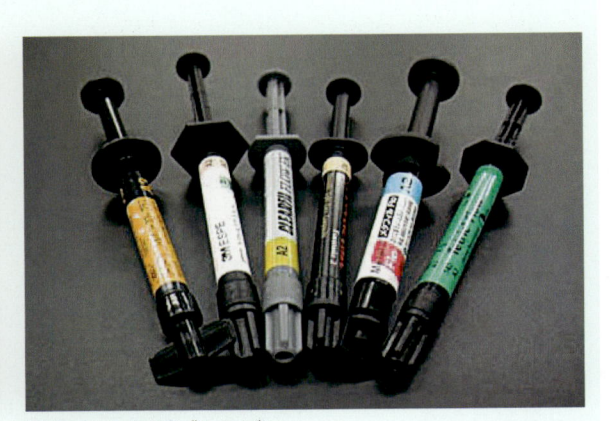

図1-4 フロアブルレジン

6 形態修正と研磨

　フロアブルレジンによる充填では，大幅な形態修正は必要ない．まず歯肉側マージン周囲にバリとなって存在している余剰のボンディング材を小型の鎌形スケーラーでそっと除去する．その後，ソフレックス™XTディスク（スリーエムヘルスケア）を用い，細かい形態修正から研磨までを行う．歯肉に近いところにおいては，ディスクで歯肉を傷つけないように注意しながら使用する．どうしてもディスクでは届かない所に関しては，コンポマスター（松風）のようなラバーポイントを用いる．仕上げ研磨後は，歯肉溝内にバリ，ステップがないか確認する．

7 症例

1◆症例1　上顎左側側切歯　歯頸部欠損（1）

①術式　セルフエッチングシステム（クリアフィルメガボンド）とフロアブルコンポジットレジン（レボリューション フォーミュラ−2）による修復

②術前
　歯肉退縮による歯頸部の摩耗．冷水痛（±）．欠損部表面には感染歯質は認められず，非常に滑沢な表面である（図1-5）．

③歯肉圧排糸の挿入
　歯肉側マージンを明瞭にし，また歯肉溝からの滲出液を防ぐことを目的に，歯肉溝内に歯肉圧排糸（ウルトラパック，ヨシダ）を挿入する．歯肉側マージンが明瞭になっている（図1-6）．

④セルフエッチングプライマー塗布
　セルフエッチングプライマーとボンディング材からなる2ステップセルフエッチングシステム，クリアフィルメガボンド（クラレメディカル，現在あるセルフエッチングタイプの製品の中では最も高い接着強さを持つ）を図1-7に示す．
　スポンジにセルフエッチングプライマーをたっぷりとつけ，被着面に塗布する（図1-8）．プライマーの乾燥は，プライマーが口腔内に飛散しないようバキュームで吸引しながらエアーブローを行う．はじめやや弱いエアーで行い徐々に強くする．乾燥後は処理表面に光沢感があることを確認する（図1-9，光沢感がない場合には再度プライマー処理を行う）．

⑤ボンディング材塗布およびマイルドエアーによるボンディング材層の均一化
　スポンジにボンディング材をつけプライマー処理面に塗布する．表面をスポンジで擦らず流し込むようにして塗布する．塗布後，マイルドエアーによりボンディング材層をやや薄く均一にする．このとき，あまり強いエアーでボンディング材を吹き飛ばさないよう注意する（図1-10）．

クリアフィルメガボンド（クラレメディカル）
セルフエッチングプライマー（1ボトル）とボンドからなる2ステップセルフエッチングシステム．現在あるレジン接着システムでは世界最高の象牙質接着強さを誇る．

臨床のポイント①
メガボンドプライマーの乾燥
メガボンドのプライマーは，たっぷりと窩洞に塗布し，しっかりと乾燥させる．液成分が窩洞に残っていると接着強さが低下する．プライマー乾燥後は窩洞表面に光沢感があることを確認する．

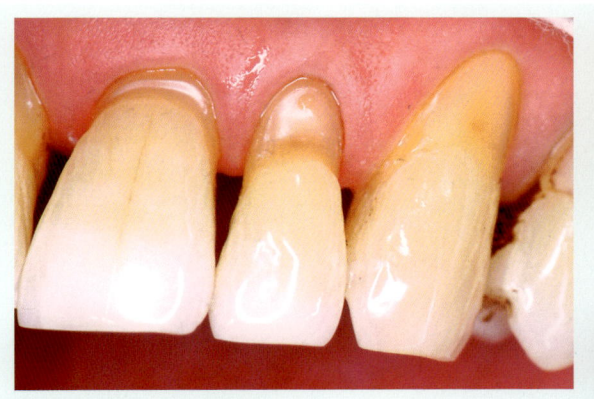

図1-5　症例1　術前

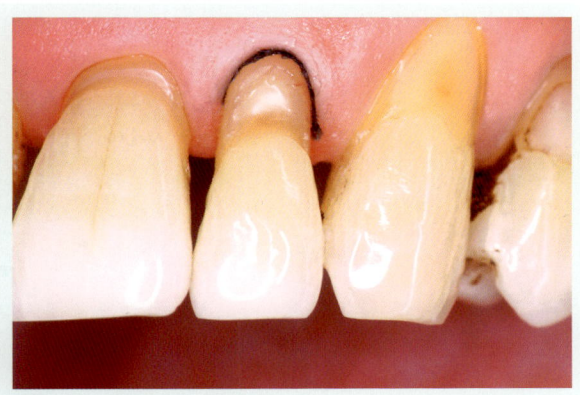

図1-6　歯肉圧排糸の挿入

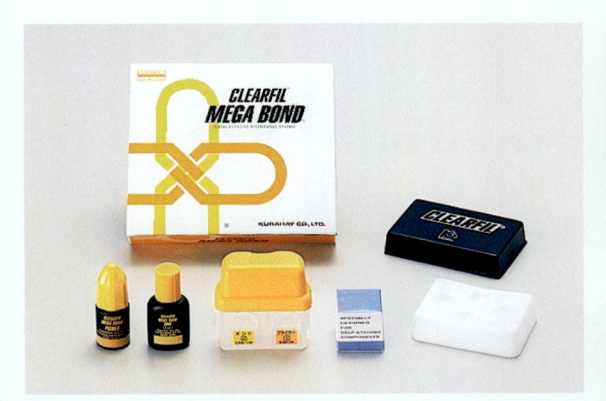

図1-7　セルフエッチングプライマーシステム（クリアフィルメガボンド，クラレメディカル）

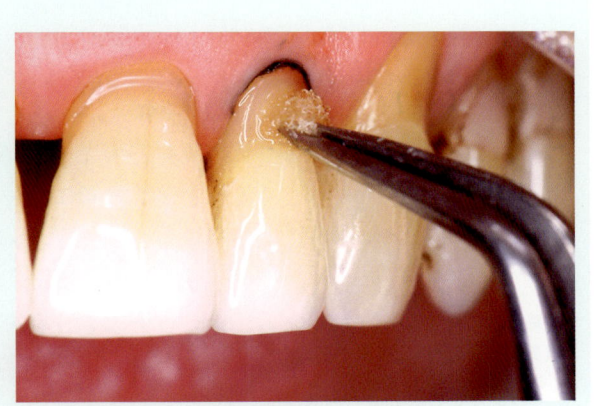

図1-8　セルフエッチングプライマー塗布

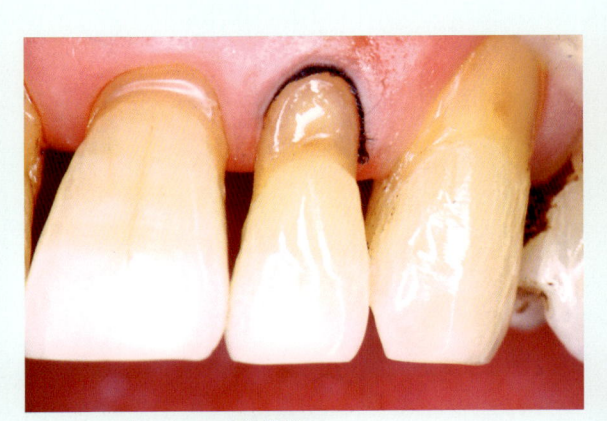

図1-9　プライマーの乾燥後

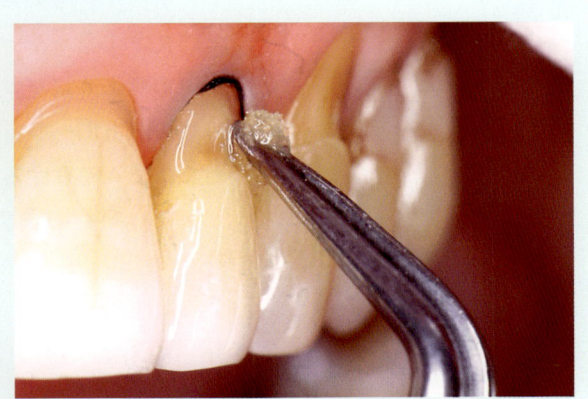

図1-10　ボンディング材塗布およびマイルドエアーによるボンディング材層の均一化

1　前歯部唇面のコンポジットレジン修復

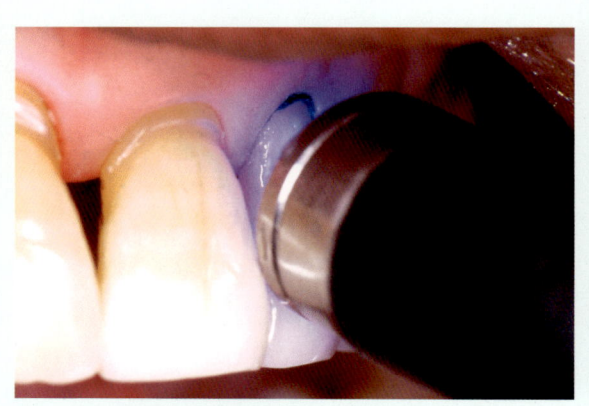

図1-11　光照射

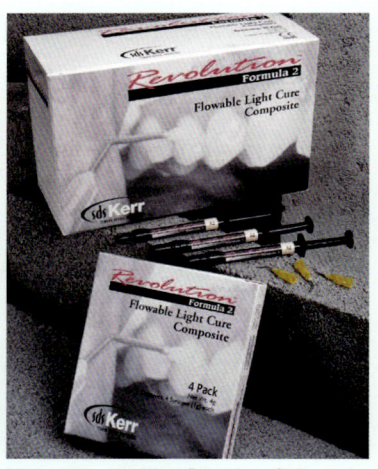

図1-12　フロアブルコンポジットレジン（レボリューション フォーミュラー2，Kerr／サイブロンデンタル）

⑥光照射

　照射器の光強度が十分であるか確認後，チップ先端をできるだけボンディング材層に近付け10秒以上十分に光照射を行う（メーカー指示より長くても問題はない．図1-11）．

⑦フロアブルコンポジットレジンの充填

　フロアブルコンポジットレジン（レボリューション フォーミュラー2，Kerr／サイブロンデンタル，はじめて開発された歯冠修復用フロアブルコンポジットレジン）を図1-12に示す．

　フロアブルコンポジットレジンは，直接チップ先端から充填するのではなく，探針（エキスプローラー）の先端に少量採り，ワックスアップのドロップオンの要領で表面に塗布する（図1-13）．使用したシェードはA3.5である．

　歯頂側よりにフロアブルコンポジットレジンを置いたら，探針の先端で歯頸部方向へレジンを移動させる．レジンの動きを見ながら歯肉に接しないよう注意する（図1-14）．

　次に，探針の先端でレジンを移動させながら整形をする（図1-15）．周囲の歯肉や圧排糸上にフロアブルコンポジットレジンがはみ出さないように注意する（ボンディング材は少しバリとして残る）．その後光照射を40秒以上十分に行う（図1-16）．

⑧研磨，修復完成

　圧排糸を除去後，マージン付近にあるボンディング材の薄いバリを小さな鎌形スケーラーなどを用い，そっと除去する．ソフレックス™XTディスクにより研磨を行い修復完成（図1-17，18）．

臨床のポイント②
フロアブルレジンは探針で塗布
フロアブルレジンを使用する場合には，直接シリンジチップ先端から充填するのではなく，一度練板上に採取し探針の先端に少量とり窩洞に塗布すると，形態付与等が容易である（気泡の混入も防ぐことができる）．

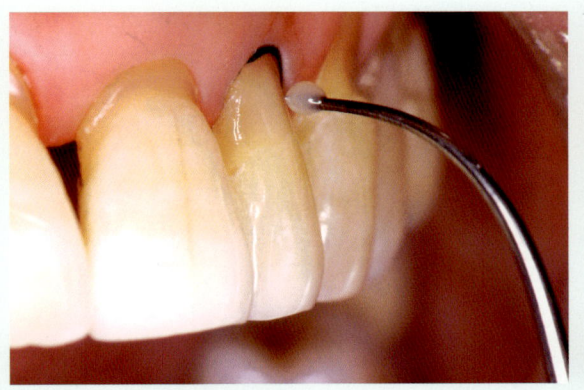

図1-13　フロアブルコンポジットレジンの充塡(1)

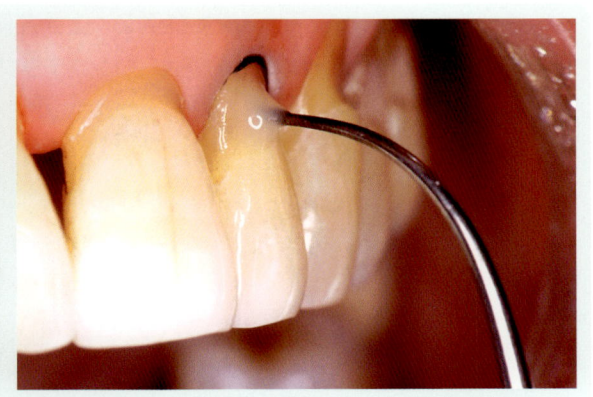

図1-14　フロアブルコンポジットレジンの充塡(2)

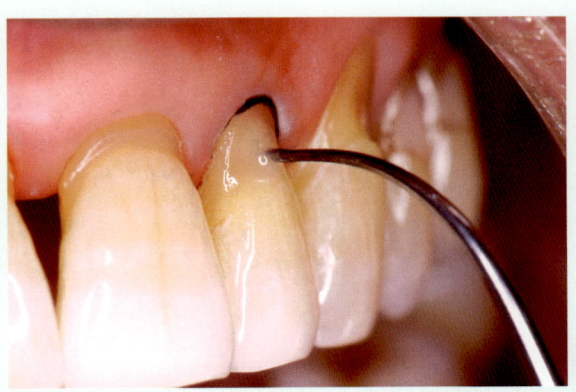

図1-15　フロアブルコンポジットレジンの充塡(3)

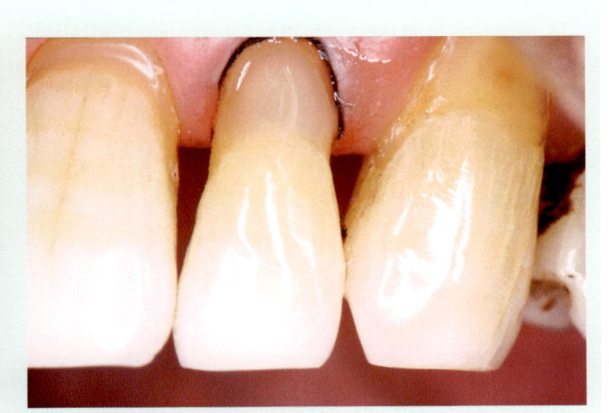

図1-16　光照射直後

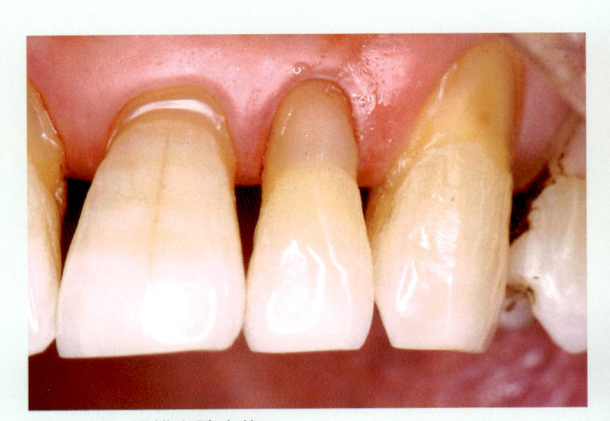

図1-17　圧排糸除去後

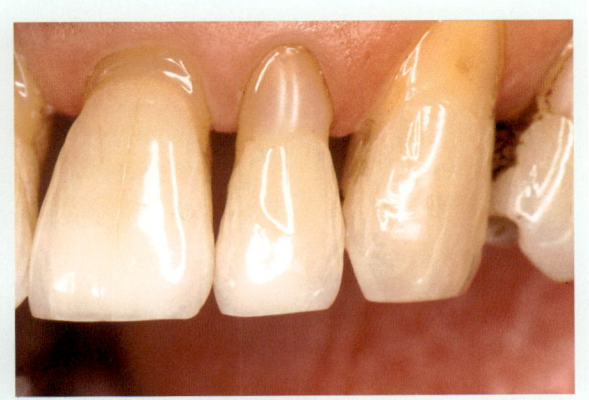

図1-18　術後(研磨,修復完成)

1　前歯部唇面のコンポジットレジン修復

2◆症例2　上顎左側犬歯　歯頸部欠損（2）

①術式　ワンステップセルフエッチングシステム（AQボンドプラス）とフロアブルコンポジットレジン（メタフィルフロー）による修復

②術前

　上顎左側犬歯歯頸部に欠損が認められる．表層には感染象牙質と思われる着色部が存在する．冷水痛，擦過痛（－），歯頸部欠損は歯肉縁下にまで及んでいる（図1-19）．

③う蝕検知液塗布

　欠損部分にう蝕検知液（カリエスディテクター，クラレメディカル）を塗布し，10秒間放置後水洗を行う（図1-20）．

　歯頸部欠損内の感染象牙質がう蝕検知液に赤く染色されている（図1-21）．

④感染象牙質の除去法

　感染象牙質の除去法は，スプーンエキスカ（スーパーエッジ，デンテック）を用い，赤染した感染象牙質を表層から圧力をかけずにそっと薄皮を剥くように一層ずつ削除する．う蝕検知液を何回か塗布し，赤染部がなくなるまで削除を繰り返す（図1-22）．

　歯肉縁下にまでう蝕が進んでいたため，歯肉圧排糸（ウルトラパック，ヨシダ）を歯肉溝に挿入し，感染象牙質の除去を続け，赤染した感染象牙質を除去した（図1-23）．

⑤ボンディング材塗布

　図1-24は，ボンディング材と接着促進成分を含有したキャタスポンジ，またはキャタブラシからなるワンステップセルフエッチングシステム（AQボンドプラス，サンメディカル）である．ボンディング材層の厚みは約3μm前後と薄い．したがって，前歯部修復などボンディング材層が見えることで審美性が劣ることが予想される症例において有効である．

　ボンディング材を1滴採取し，キャタスポンジでボンディング材を軽く撹拌後，窩洞に塗布する．塗布面が乾燥しないようにボンディング材を2～3回追加塗布する（図1-25）．

　20秒経過後，バキュームで吸引しながら，ボンディング材をエアーブローする．はじめはマイルドエアーで行い，徐々に強くし完全に液成分がなくなるようにする．窩洞表面に光沢感があることを確認する（図1-26）．

⑥光照射

　光照射は，チップ先端をできるだけボンディング材層に近付け，10秒以上十分に光照射を行う（図1-27）．

AQボンドプラス（サンメディカル）
ボンディング材と接着促進剤を含んだスポンジからなるワンステップセルフエッチングシステムである．ボンディング材を専用スポンジ（キャタスポンジ）で撹拌することで接着効果を発揮するため，他のスポンジの併用はできない．

臨床のポイント③
ボンディング材に対するエアーブローの仕方
AQボンドプラスは，ボンディング材を塗布することで象牙質表面のスミア層が溶解し，ボンディング材中に浮き出るといわれている．エアーブローによりそのスミアを吹き飛ばし除去することから，初めマイルドエアーで液成分を飛ばし，そしてやや強めのエアーブローで完全に液成分が窩洞表面に残らないようにする．

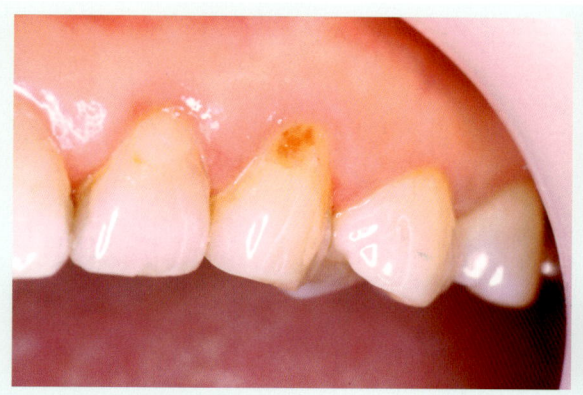

図1-19 症例2 術前

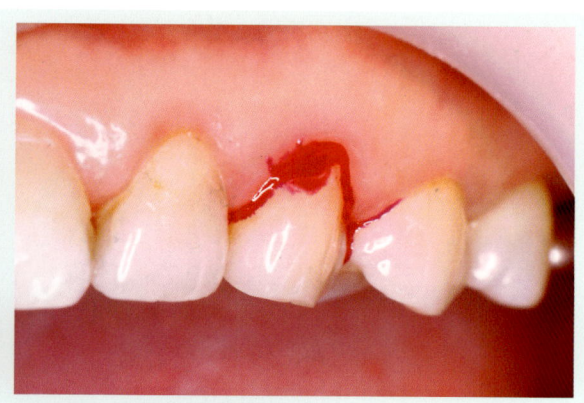

図1-20 う蝕検知液塗布

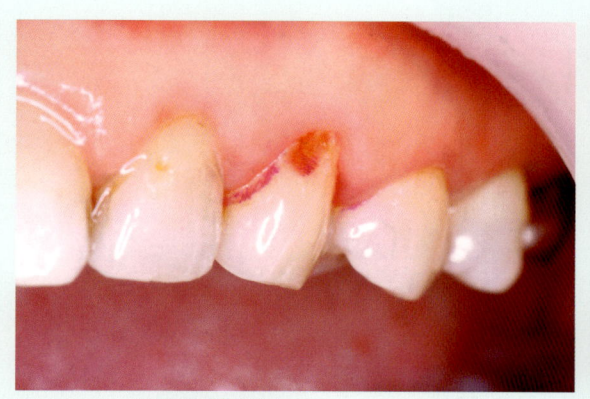

図1-21 感染象牙質の染色

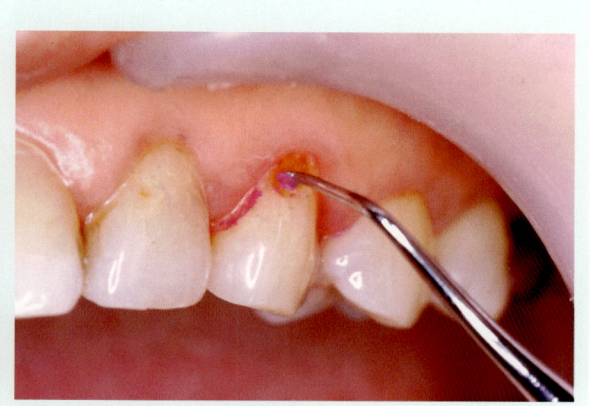

図1-22 感染象牙質の除去法

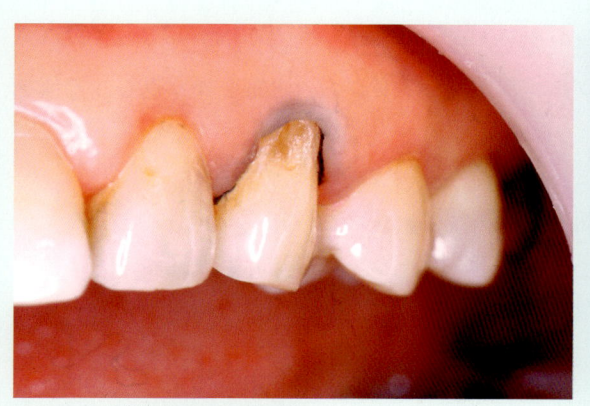

図1-23 感染象牙質の除去後

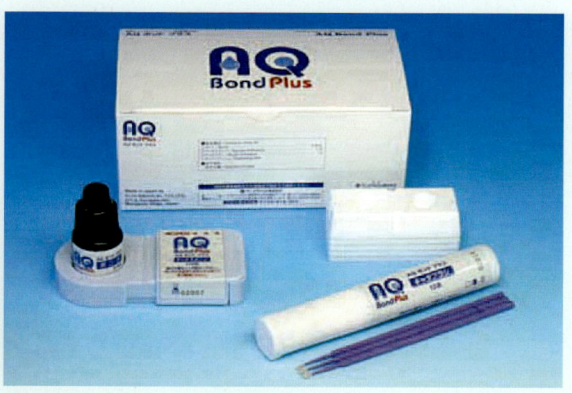

図1-24 ワンステップセルフエッチングシステム（AQボンドプラス，サンメディカル）

1 前歯部唇面のコンポジットレジン修復

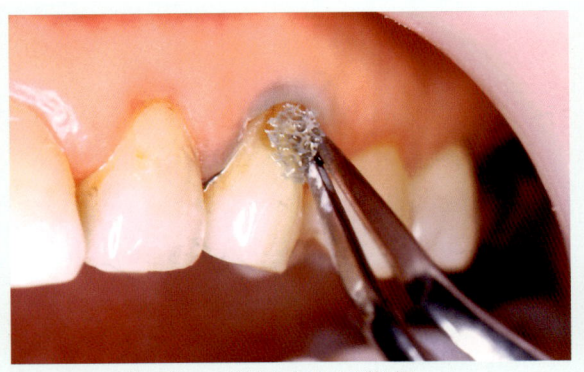

図1-25　ボンディング材塗布および乾燥

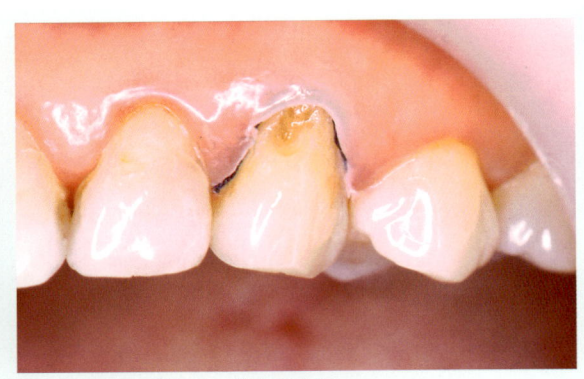

図1-26　ボンディング材の乾燥

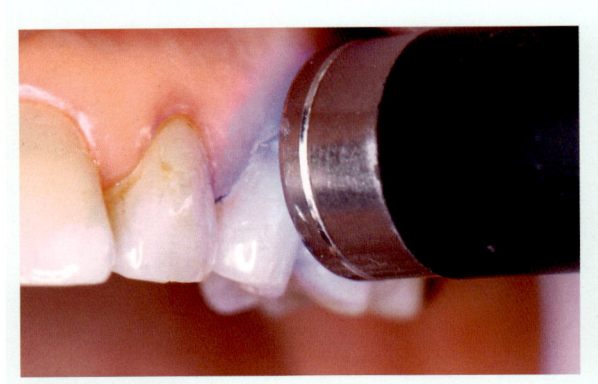

図1-27　光照射

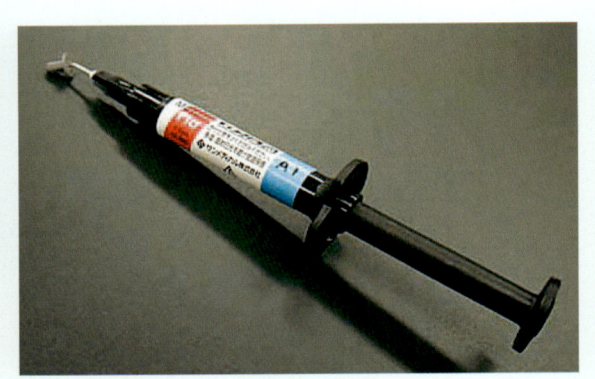

図1-28　フロアブルコンポジットレジン（メタフィルフロー，サンメディカル）

⑦フロアブルコンポジットレジン充塡

　フロアブルコンポジットレジン（メタフィルフロー，サンメディカル　シェードA1）を探針の先端につけ，歯頂側から充塡する．少しずつ歯肉側へ探針の先端で移動させながら形を整える．ある程度付形できたら一度光照射を行い重合させる（図1-28，29）．

　同様にしてフロアブルコンポジットレジンの塗布を繰り返し，充塡を完了する（図1-30）．

⑧形態修正と研磨

　光照射後，歯肉圧排糸を除去する．歯頸部マージン付近にあるフロアブルレジンのバリを小さな鎌形スケーラーでそっと取り除く．

　唇側面の細かい形態修正および研磨には，ソフレックス™XT ディスクを用いる（図1-31，32）．

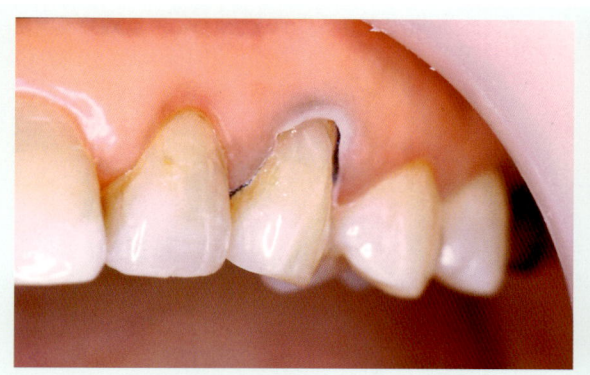

図1-29 フロアブルコンポジットレジン充填（1）

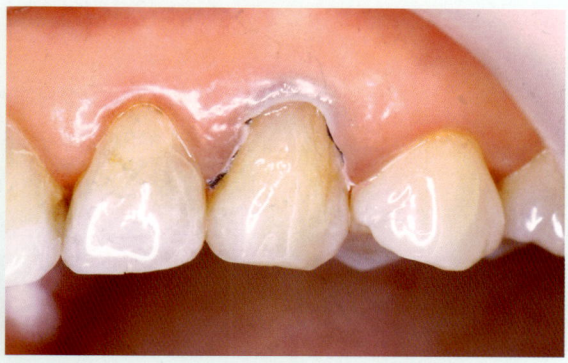

図1-30 フロアブルコンポジットレジン充填（2）

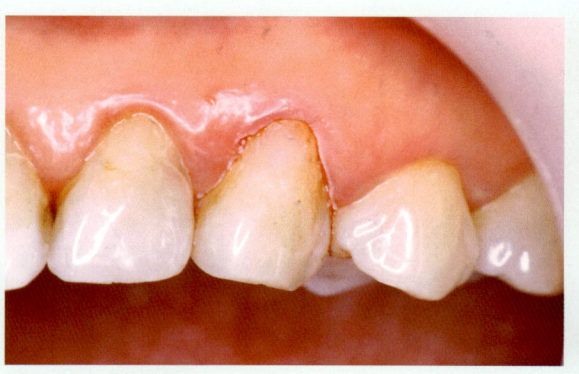

図1-31 形態修正

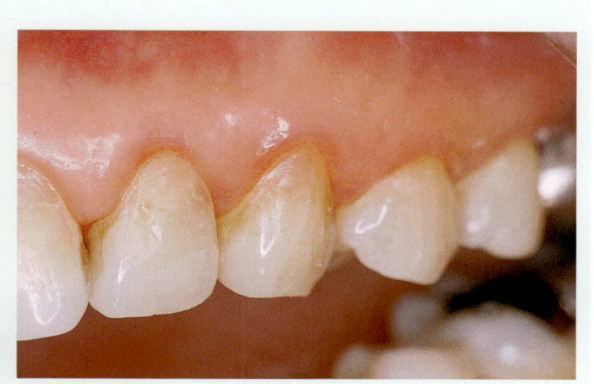

図1-32 術後

3◆症例3　上顎中切歯切縁付近の修復物破折

①術式　ウェットボンディングシステム（オプチボンドソロプラス）とコンポジットレジン（ポイント4）による修復

②術前

　上顎左側中切歯にコンポジットレジンの破折と変色および切縁部歯質の破折が見られる．右側中切歯の切縁付近にやや変色したコンポジットレジン修復が認められる（**図1-33**）．

③ラバーダム防湿

　左右上顎第一小臼歯にクランプを装着し，ラバーダム防湿を行う．使用したラバーシートは，フレキシダム（ロエコ，茂久田商会）．歯頸部歯肉溝内にラバーシートの端がしっかりと入り防湿がなされている．ダイヤモンドポイントにより残っているコンポジットレジンを除去する（**図1-34**）．

④リン酸エッチング

　リン酸エッチング材（ゲルエッチャント，Kerr／サイブロデンタル）のアプリケーターチップ先端から直接歯面にエッチング材を塗布する（図

ウェットボンディングシステム
リン酸エッチング後，水洗乾燥を行うと象牙質表層の脱灰されたコラーゲンが収縮しボンディング材の浸透を妨げる．水洗後乾燥をせずウェットな状態でボンディング材を象牙質内に浸透させるシステム．ウェットな状態のコントロールが難しい．

1-35).15秒間エッチング後，5秒間水洗，5秒間乾燥(乾燥し過ぎない)させる．

⑤ボンディング材塗布

　図1-36は，ウェットボンディングシステムのオプチボンドソロプラス(Kerr／サイブロンデンタル)である．

　エッチング面に付属のアプリケータによりボンディング材を塗布する．15秒間アプリケータを動かしながら塗布する(エッチング表面を強くこすらないように注意する，図1-37)．マイルドエアーを3秒間当て，ボンディング材層を均一にし，光照射を20秒間行う．

⑥コンポジットレジン充塡

　図1-38は，マイクロハイブリッド型コンポジットレジン(ポイント4，Kerr／サイブロンデンタル)である．

　はじめにシェードA2を薄く充塡する(図1-39)．

　次いでシェードA1を充塡しある程度形態を整え，光照射を40秒間行う(図1-40)．

⑦研磨，修復完成

　切縁と唇側面の細かい形態修正および研磨は，ソフレックス™XTディスクを用い行う(図1-41)．

(秋本　尚武)

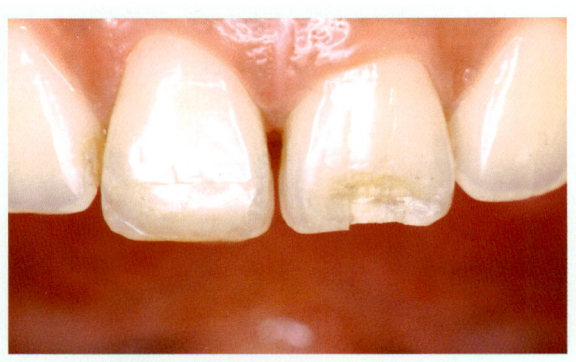

図1-33　症例3　術前

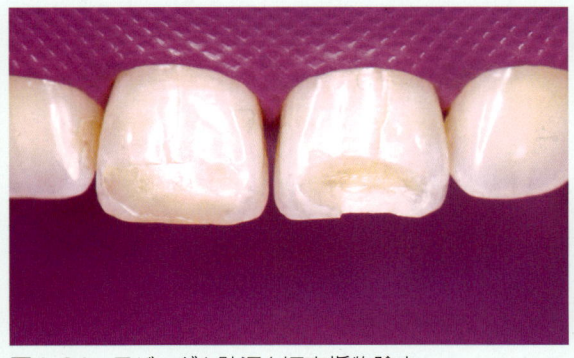

図1-34　ラバーダム防湿と旧充塡物除去

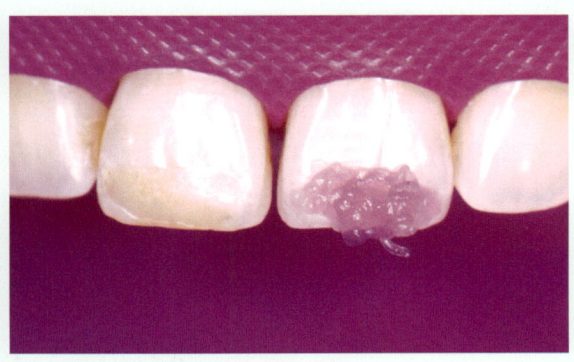

図1-35　リン酸エッチングと水洗

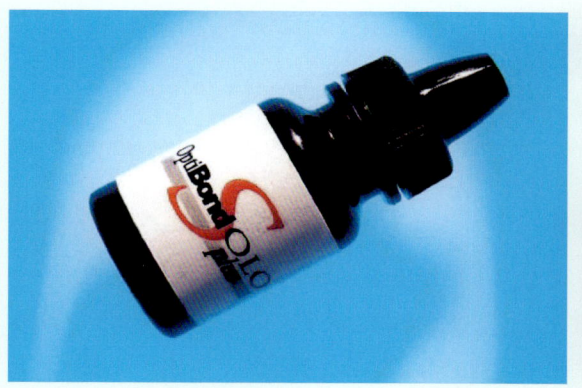

図1-36 ウェットボンディングシステム（オプチボンドソロプラス，Kerr／サイブロンデンタル）

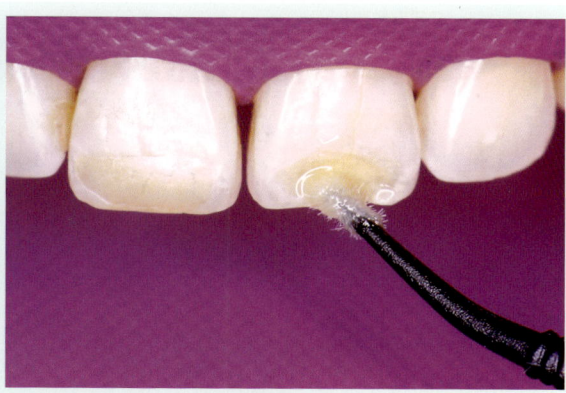

図1-37 ボンディング材塗布

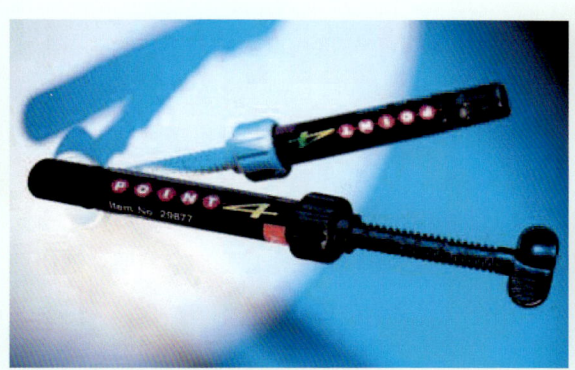

図1-38 マイクロハイブリッド型コンポジットレジン（ポイント4，Kerr／サイブロンデンタル）

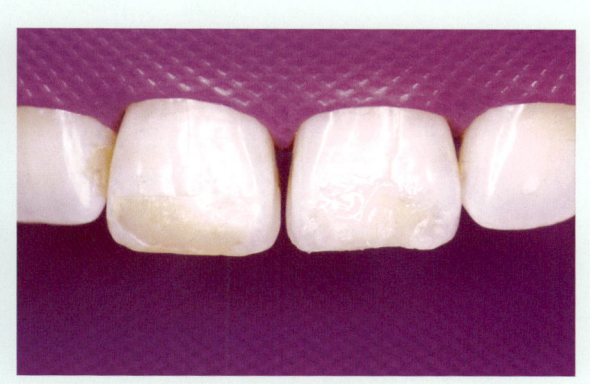

図1-39 コンポジットレジン充填(1)

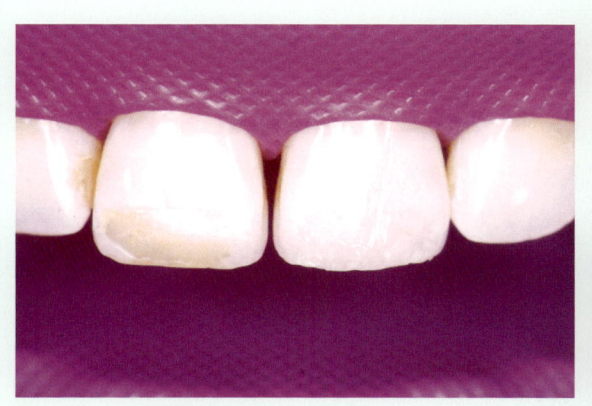

図1-40 コンポジットレジン充填(2)

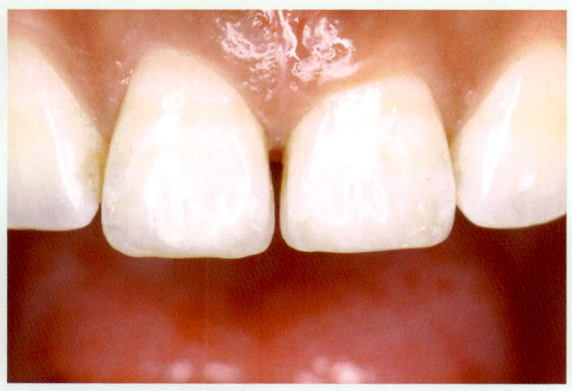

図1-41 研磨，修復完成

1 前歯部唇面のコンポジットレジン修復

2 前歯部隣接面のコンポジットレジン修復

1 隣接面う蝕

　前歯部隣接面においては，う蝕が隣接面エナメル質から象牙質にまで進行している3級あるいは4級修復がほとんどである．唇側エナメル質が欠損になっている症例は少ないことから，審美性を考慮し遊離エナメル質になっても唇側エナメル質をできるだけ保存した窩洞形成が必要である．

2 窩洞形成

　唇側エナメル質が保存されている場合には，口蓋側からアプローチする．特に3級修復においては色調合わせが難しいことから，極力口蓋側からう窩の開拡を行う（最近のコンポジットレジンの色調適合性は非常に向上しており，ほとんどの症例において問題なく審美修復が可能である．しかし，まれに歯質との屈折率，ボンディング材層の厚みによる光透過性の違いなどが原因となり，色調不適合またはレジン周囲に透過性のラインが出現することがある．できるだけ唇側のエナメル質は触らない方が懸命である）．

　4級症例において，唇側の形態を一部コンポジットレジンで修正することを目的として，唇面中央付近まで充填が必要な場合には，エナメル質を切削せずリン酸でエナメル質表面をエッチングし対応する（症例1参照）．

3 修復前準備

　前歯部隣接面の修復には，プラスチックストリップスによる隔壁を行う．歯肉側マージン部分からボンディング材やレジンのはみ出しがないように，プラスチックストリップスを歯肉側マージン直下の歯質に圧接することが重要である．

　接触点を回復する必要がある場合には，隣接面にクサビあるいはアイボリーリテーナー等を用い歯間離開を行う．

4 接着処理

　通法どおりセルフエッチングシステムを用いて行うが，前述のように症例によっては，セルフエッチングプライマーによる処理前に未切削エ

ナメル質にのみリン酸エッチングを行うこともある．
　プラスチックストリップスは，接着処理前に隣接面に挿入しておく．ボンディング材を塗布し重合したあとでは，ストリップスは挿入不可能になる．

5　修復用コンポジットレジン

　窩洞内部の形態に細かい凹凸が強い場合には，フロアブルレジンを一層塗布し窩洞内面を単純化し，その後コンポジットレジンを充塡する．歯肉側のプラスチックストリップスは常に歯質に圧接し，歯肉側へのはみ出しがないように注意する．

6　形態修正と研磨

　コンポジットレジンの大きな形態修正には，超微粒子ダイヤモンドポイント（ブルーホワイト　トリミングダイヤモンド，Kerr／サイブロンデンタル）を用いて行う．その後ソフレックス™XT ディスクを用い，細かい形態修正から研磨までを行う．唇側面の修復と同様に歯肉に近いところにおいては，ディスクで歯肉を傷つけないように注意しながら使用する．

7　症例

1◆症例1　歯間離開とコンポジットレジンの変色
①術式　エナメルエッチングを併用したセルフエッチングシステム（クリアフィルメガボンド）とコンポジットレジン（ポイント4）による修復
②術前
　図2-1は，上顎正中歯間離開および上顎左右中切歯に修復されたコンポジットレジンの色調不良を主訴に来院した時の写真である．

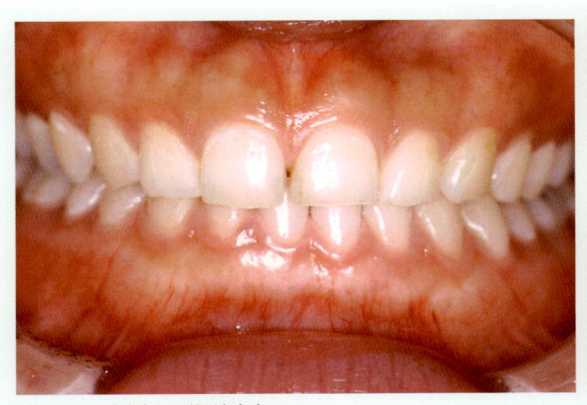

図2-1　症例1　術前（1）　　　　　**図2-2**　術前（2）

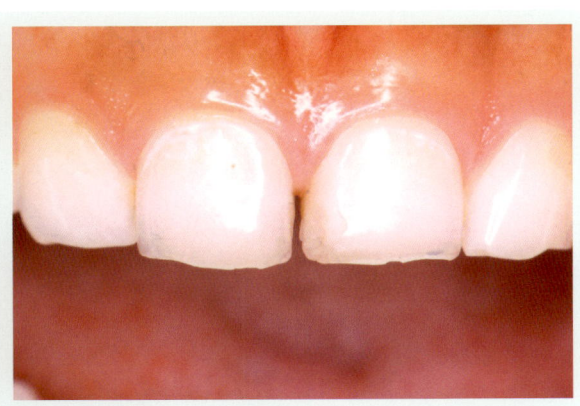

上顎左側中切歯隣接面に4級，右側中切歯隣接面には3級のコンポジットレジン修復が施され，正中が少し離開している．切縁部もやや咬耗しているのがわかる（図2-2）．

③コンポジットレジン除去と窩洞形成
　図2-3は，左右近心隣接面に充填してあったコンポジットレジンと窩底部の感染歯質を除去したところである．口蓋側から見ると切縁部には咬耗が認められる（図2-4）．

④エッチング材塗布
　図2-5は，唇側エナメル質の未研削部分と切縁の咬耗部に同時にエッチング処理を行ったところである．左右中切歯とも近心辺縁隅角の位置がやや遠心よりであるため，正中部を接触させるためには，未研削の隅角付近まで充填を行う必要があるが，切削はせずエッチングのみ行った．
　リン酸エッチングの際には，窩洞内部の象牙質面にエッチング材が付着しないように注意する．

⑤接着処理とコンポジットレジン充填
　セルフエッチングシステムのクリアフィルメガボンドでプライマーおよびボンディング処理を行う．なおボンディング材塗布前にプラスチックストリップスを右側中切歯に沿わせ歯肉溝の中に少しだけ挿入する．右側中切歯にコンポジットレジン（ポイント4，シェードA1）を充填し光照射を40秒間行う．
　次にプラスチックストリップスを左側中切歯に沿わせた後，アイボリー型セパレーターを歯間部分に装着し，歯間分離後，左側中切歯に充填を行った．図2-6は光照射を再度40秒間行い，プラスチックストリップスを除去した直後である．

⑥形態修正と研磨
　切縁と唇側面の細かい形態修正および研磨は，ソフレックス™XT ディスクを用い行う．また隣接面の形態修正と研磨にはソフレックス™ストリップス（スリーエムヘルスケア）を用いる．近心切縁隅角の形態で全体の印象が変わることから，隅角部の形態付与には注意をする（図2-7，8）．

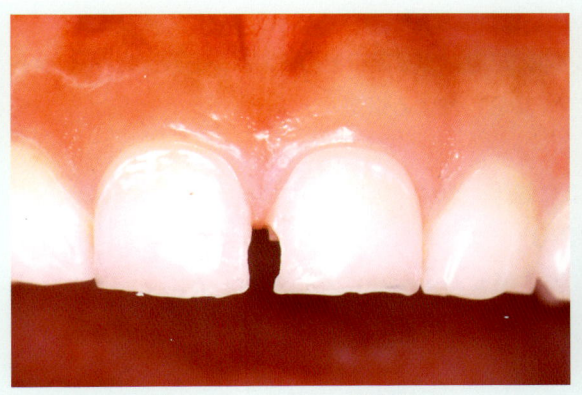

図2-3　コンポジットレジン除去と窩洞形成

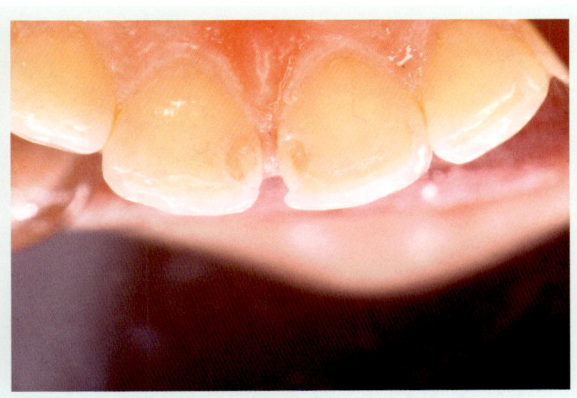

図2-4　窩洞形成（口蓋側面観）

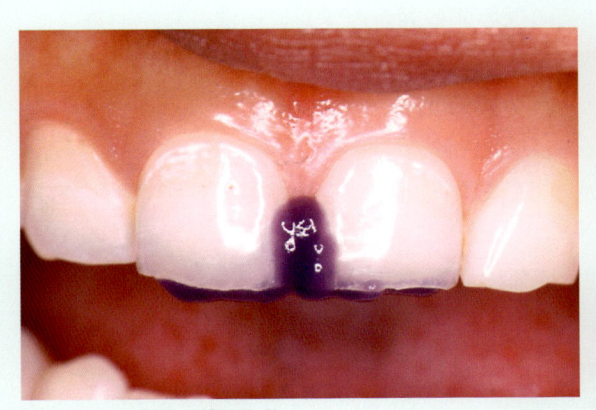

図2-5　エッチング材塗布

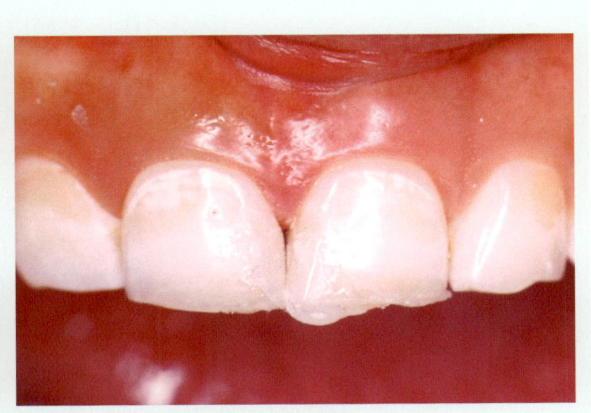

図2-6　コンポジットレジン充填

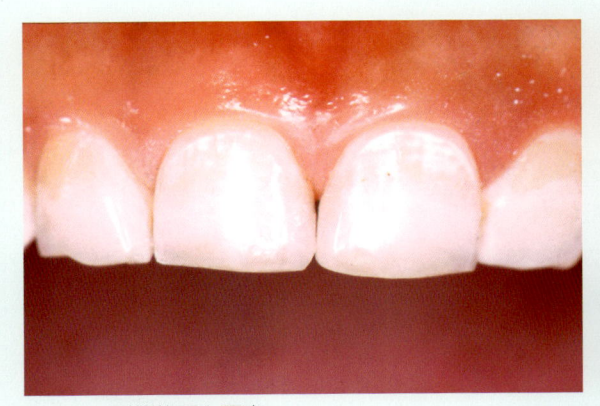

図2-7　形態修正と研磨

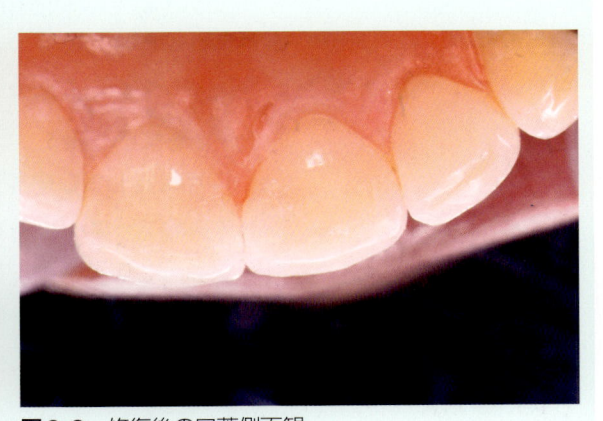

図2-8　修復後の口蓋側面観

2　前歯部隣接面のコンポジットレジン修復

2◆症例2　コンポジットレジンの変色

①術式　セルフエッチングシステム（クリアフィルメガボンド）とコンポジットレジン（クリアフィルST）による修復

②術前

約10年前，他医院にて修復された上顎左側中切歯の4級コンポジットレジン修復である（図2-9）．コンポジットレジンは著しい変色を起こしている．また歯自体も失活歯であるために変色している．

ウォーキングブリーチ法による漂白後，旧修復物を除去し再修復を行うことにした．

③コンポジットレジン除去と窩洞形成

ラバーダム防湿後（ラバーダムシートはアイボリープレミアムラバーダム　ミディアム，モリタ），変色したコンポジットレジンを除去した（図2-10）．右側中切歯の近心隣接面がわずかに切削されていたので，左側中切歯と同時に修復をすることにした．なお左側中切歯は失活歯であるが，根管内にポストは挿入しない．

④接着処理とコンポジットレジン充填

図2-11は，本症例に用いたコンポジットレジン（クリアフィルST，クラレメディカル）である．右側中切歯の修復後（クリアフィルメガボンドとクリアフィルST），左側中切歯の修復を行った．プラスチックストリップスを両側中切歯間に挿入し，隔壁と歯肉側マージンの封鎖を確実に行う．セルフエッチングプライマーシステム（クリアフィルメガボンド）による接着処理後，コンポジットレジン（クリアフィルST）による充填を行う．口蓋側に歯質の裏打ちのない4級窩洞であるが，漂白後でありまた歯質がオペークがかった色であったことから，コンポジットレジンのシェードはHO（ハリウッドオペーク）を用いた．図2-12は，プラスチックストリップスを除去したところである．両中切歯ともにコンポジットレジンのバリが見られる．

⑤形態修正と研磨

唇側面および切縁隅角の細かい形態修正にはソフレックス™XTディスクのコース（最も粗いディスク）を用いるとよい．ディスクのしなりを応用し切縁隅角や切縁の形態を修正していく．その後ディスクにより最終研磨まで行う．隣接面の形態修正と研磨にはソフレックス™ストリップスを用いる（図2-13，14）．

（秋本　尚武）

ウォーキングブリーチ法
失活歯に対する漂白法．ラバーダム防湿後，過ホウ酸ナトリウム粉末を30%過酸化水素水で練和したペーストを歯髄腔中に填塞し水硬性セメントなどで仮封する．

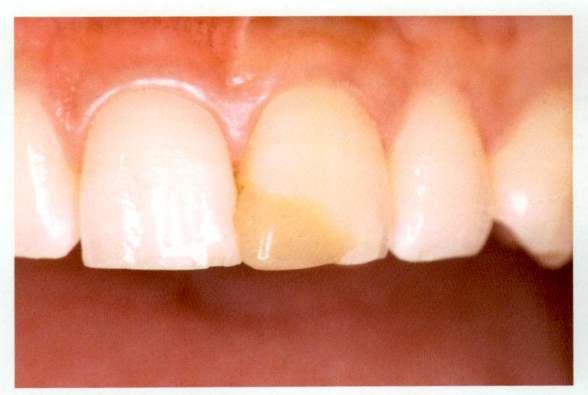

図2-9 症例2 術前[1]

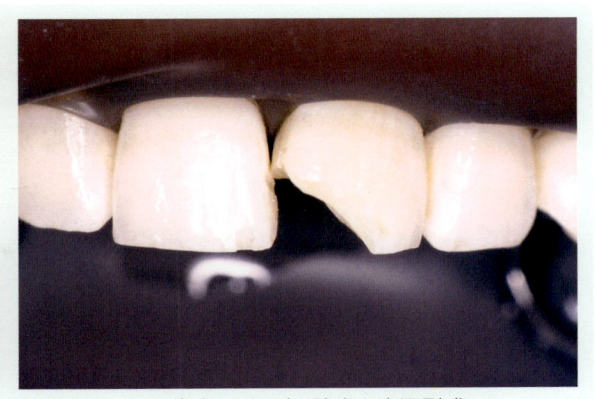

図2-10 コンポジットレジン除去と窩洞形成

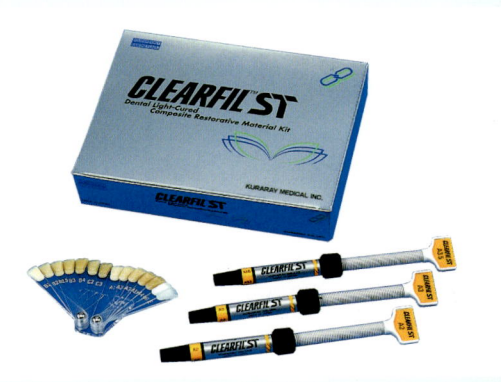

図2-11 コンポジットレジン（クリアフィルST，クラレメディカル）

図2-12 コンポジットレジン充填

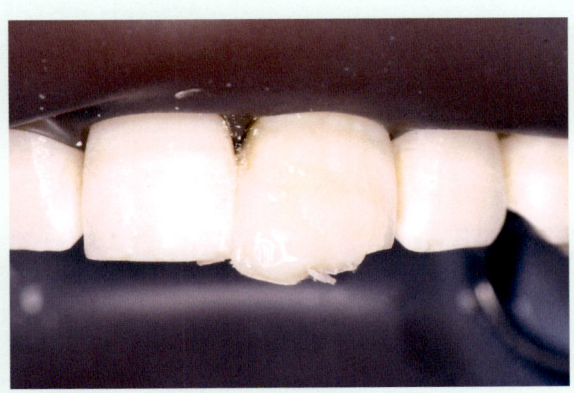

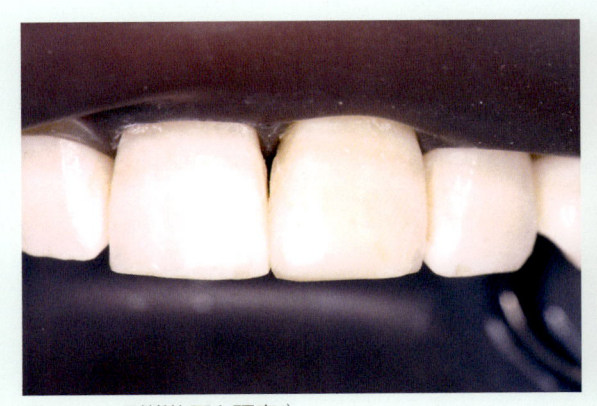

図2-13 形態修正と研磨[1]

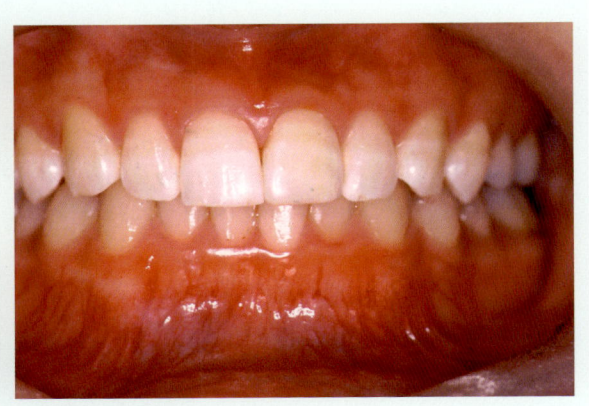

図2-14 術後[1]

2 前歯部隣接面のコンポジットレジン修復 23

3 破折歯のコンポジットレジン修復

　転倒，子どもの頭がぶつかる，野球のバットやボールがあたるなど歯冠破折の原因はさまざまである．これまで歯冠破折に対しては補綴処置に頼るところが多かった．歯冠の1/4〜1/2が破折した症例では，場合によっては抜髄処置後に補綴処置が施される．しかし，現在の接着技術を用いれば，ほとんどの症例においてコンポジットレジン修復が可能である．

1　患歯の状況

　歯冠破折を起こすほどの外力が加わった多くの場合，何らかの歯根膜症状を呈する．脱臼や亜脱臼の状態を併発することもある．はじめに患歯の動揺などの臨床所見を確認し対応する．

　露髄を起こしている症例では，受傷後の経過と臨床症状から診断し直接覆髄か抜髄の判断をする．受傷直後で臨床的に歯髄への感染が認められないようであれば，十分な患者さんへの説明後，レジン接着システムによる直接コンポジットレジン修復も可能である．露髄面の次亜塩素酸ナトリウムによる止血と消毒が成功へのキーポイントである．

臨床のポイント①
次亜塩素酸ナトリウムによる止血
直接覆髄においては出血のコントロールが最も重要である．露髄面に対し次亜塩素酸ナトリウム（2.5〜5.0％）で十分止血を行う．

2　窩洞形成

　特別に窩洞形成を行う必要はないが，破折部分のエナメル質は鋸状あるいはエナメル質が剥離したような状態になっていることが多いため，破折部分のエナメル質マージンを整理するよう一層切削を行う．

3　接着処理

　セルフエッチングシステムによる歯面処理を行う．リン酸エッチングは行わないが，未切削エナメル質にまで修復が及ぶ場合には，必要に応じてエッチングを施す．プライマー処理，乾燥後には歯質表面の光沢感を必ず確認する．

4　修復

　コンポジットレジンを積層法により充填し修復を行う．
　破折片がある場合，破折片が歯質にピッタリ戻ること確認後，歯質と破折片に対しセルフエッチングプライマーによるプライマー処理を行い，ボンディング材を介し破折片と歯質を接着させる．この場合，術後破折

片の部分がやや白濁感を示すことがある．コンポジットレジンで修復を行う場合には，口腔内の暗さが表面に出ないよう，口蓋側，舌側に光不透過性のあるオペークレジンを一層充塡してから，唇側のレジン充塡を行うと良い．

5 研磨

大きな形態修正は，超微粒子ダイヤモンドポイント（ブルーホワイトトリミングダイヤモンド）を用いて行う．切縁隅角や切縁部などの細かい形態付与には，ディスク状研磨材（ソフレックス™XTディスク）を用いて，その後最終研磨まで行う．

6 症例

1◆症例1　上顎両側中切歯　歯冠破折

①術式　セルフエッチングシステム（クリアフィルメガボンド）とコンポジットレジン（ビューティフィル）による修復

②術前

上顎左側中切歯は近心切縁隅角を含む大きな歯質の破折，そして右側中切歯もわずかではあるが同様に近心切縁隅角を含む破折が認められる（図3-1）．患者は，転倒により破折を起こした．左側中切歯には近心の破折部位から遠心に向かう亀裂も観察される（図3-2）．大きな破折であるが露髄は認められない．臨床症状も特になく，電気診による歯髄診断の結果，生活歯髄であった（図3-3）．

③修復前準備と接着処理

ラバーダム防湿後（ラバーダムシートはフレキシ　ダム，ロエコ　茂久田商会），左右中切歯ともに破折部のエナメル質が粗造であったので，ダイヤモンドポイントによるマージン部分の整理，形態修正を行った（図

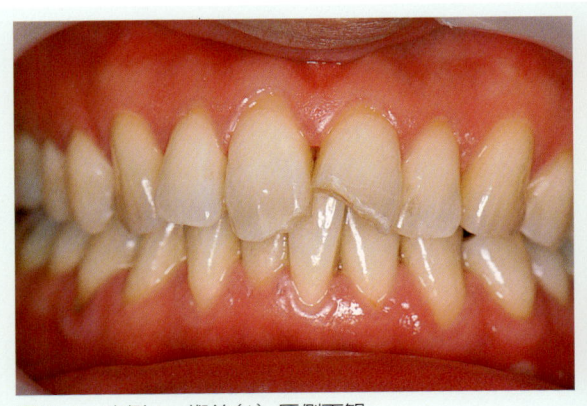

図3-1　症例1　術前（1）唇側面観

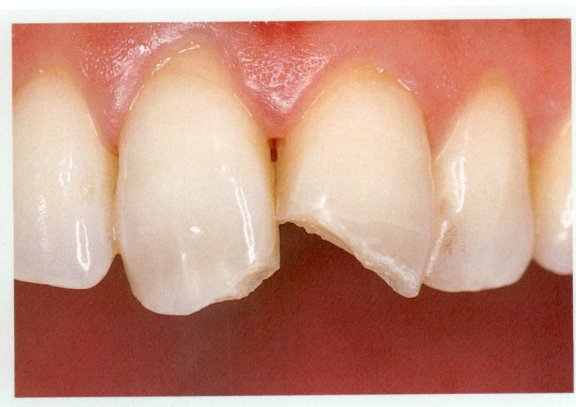

図3-2　術前（2）

臨床のポイント②
プラスチックストリップスの使い方
隣接面を含む修復ではプラスチックストリップスなどの隔壁を用いる．ストリップスは接着処理前に挿入し，歯肉側マージンに密着させて使用する．必要であればウェッジを利用する．

ビューティフィル（松風）
PRG(Pre-Reacted Glass-ionomer)フィラーを配合した前臼歯用コンポジットレジン．フッ素のリリース＆リチャージが可能な，機能を持った初めてコンポジットレジンである．

3-4)．破折部分に対し，次亜塩素酸ナトリウム，過酸化水素水，生理食塩水を用いて消毒を兼ねた清掃後，プラスチックストリップスを正中の歯間部分から左側中切歯の歯肉溝に挿入し，クリアフィルメガボンドで接着処理を行った．

④コンポジットレジン充填

図3-5は，本症例に使用したコンポジットレジン，ビューティフィル（松風）である．はじめに，右側中切歯の修復から行った．右側中切歯は切縁中央部から遠心にかけて歯質が残存していることから，その形態を参考に破折部分の修復を行う（使用したコンポジットレジンは，ビューティフィル シェードA2)．充填後，切縁隅角を含む細かい形態の付与にはソフレックス™XTディスクを用いた．右側中切歯の修復後，左側中切歯の修復に移る．歯質の裏打ちがない4級窩洞であることから，修復後にコンポジットレジンを通して口腔内の暗さが表に出ないよう口蓋側にシェードA30（オペークレジン）をはじめに充填し，その上にシェードA3とA2を積層して充填した．最後に切縁部分にC3を充填し光照射を行った（図3-6）．

⑤形態修正と研磨

ソフレックス™XTディスクにより，唇側面および切縁隅角の細かい形態修正と研磨を行う．また隣接面の形態修正と研磨にはソフレックス™ストリップスを用いる．隣接面隅角部分の形態付与には，ディスクのしなりを利用する．ソフレックス™XTディスクのコース，ミディアムにより形態修正を行うが，はじめにコースを用いおおまかな概形を整え，ミディアムにより細かい修正をする．また切縁部分の細かい溝などの形態付与には超微粒子ダイヤモンドポイントを用いる（図3-7, 8）．

（秋本　尚武）

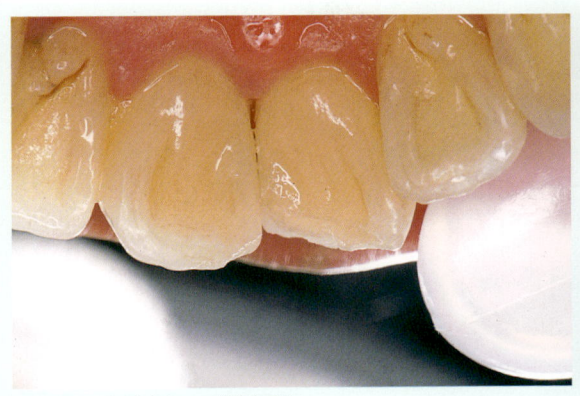

図3-3　術前（3）口蓋側面観

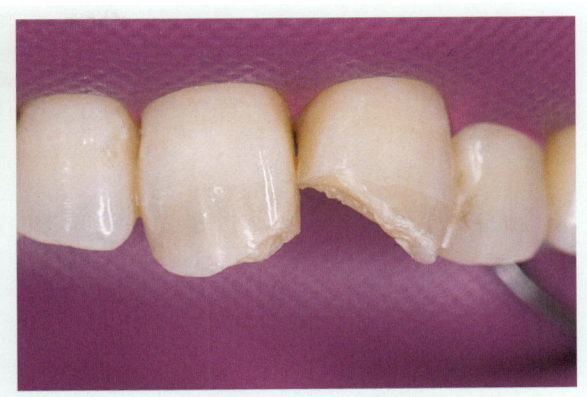

図3-4　ラバーダム防湿とマージンの調整

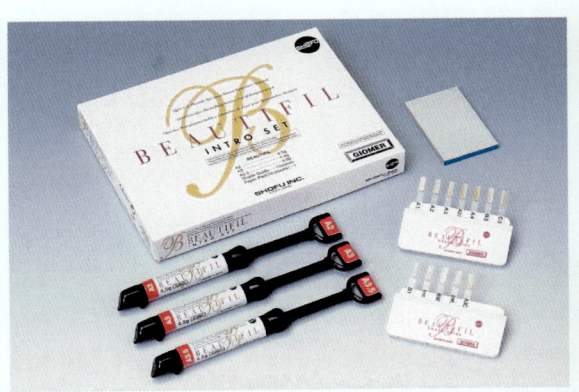

図3-5　コンポジットレジン（ビューティフィル，松風）

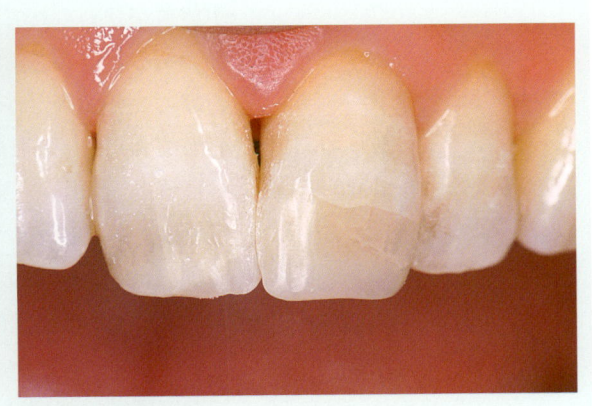

図3-6　充塡直後

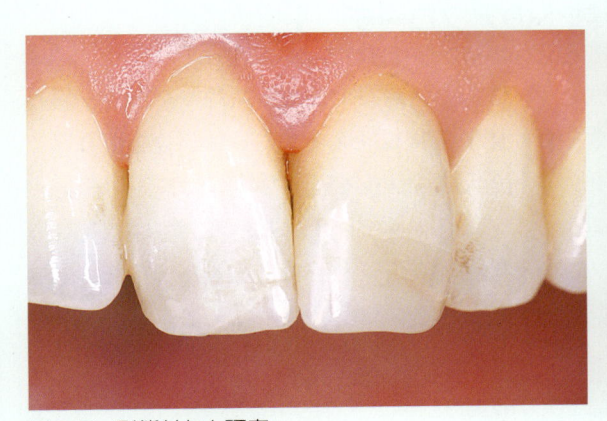

図3-7　形態付与と研磨

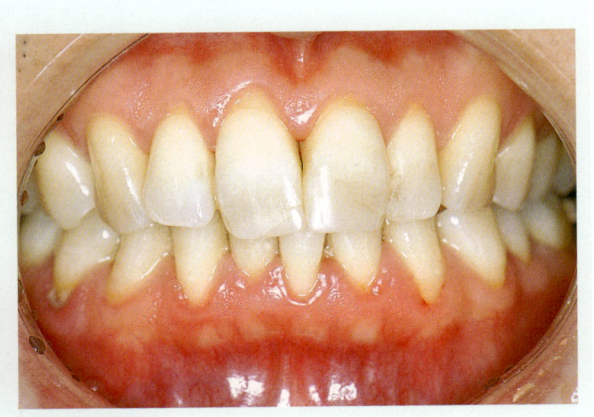

図3-8　術後

3　破折歯のコンポジットレジン修復

4 臼歯部のコンポジットレジン修復
咬合面う蝕と隣接面う蝕

1　基本はラバーダム防湿

　咬合面う蝕，隣接面う蝕のいずれの症例においても，臼歯部の修復に当たっては，ラバーダム防湿を行うことが基本となる．前歯部では，修復時の口腔内環境をコントロールすることが比較的容易であるのに対し，臼歯部においては，これらのコントロールは非常に困難である．上顎下顎を問わず，きちんとした修復を行うにはラバーダム防湿は必要不可欠である．現在の健康保険制度では，ラバーダム防湿は咬合面の修復にしか請求が認められていないが，隣接面修復にこそ必要であり非常に不可解であると言わざるを得ない．

　最近茂久田商会から発売されたフレキシ ダム（ロエコ，図4-1）（p.15でも紹介）は，修復用のラバーシートとしては最適である．ラバーシート自体はやや厚めであるが，伸縮性に富みまた破れにくいことから，使用感は薄いラバーシートとあまり変わらない．

　またデンタルフロスを使わなくても隣接面に容易にラバーシートを通すことができ，歯冠部分の適合も良好で防湿を確実に行うことができる．さらにラバーシートがやや厚いことから歯肉圧排も可能であり，歯肉縁に近い窩洞の修復においても有効である．ノンラテックス，パウダーフリーであることから，ラテックスアレルギーの増加が考えられる今後の治療には，有益な材料となるであろう．

フレキシ ダム
ロエコ社（ドイツ）のラテックスフリーのラバーダムシート．素材はSEBS弾性化合物であり，無臭で伸縮性に富んでいる．

2　隣接面う蝕へのアプローチ　1
（接触点，隣接面辺縁隆線が保存されている場合）

　う蝕が隣接面の接触点下に限局し，隣接面の辺縁隆線や接触点が保存されている場合，できるだけ健康歯質を削除せずにう蝕部分を取り除くことが肝要である．咬合面からう窩の開拡を行う場合には，辺縁隆線の接触点部分を保存するよう舌側よりからアクセスし，う窩の開拡を行うようにする（図4-2）．このように窩洞形成を行うことで，隣接面の形態回復が容易になる（図4-3, 4）．

3　隣接面う蝕へのアプローチ　2
（隣接面が崩壊している場合）

　う蝕が進行し隣接面の歯質が広範囲にわたり崩壊していたり，あるいはインレーの脱落や再修復などで隣接面の歯質が削除されている場合において，コンポジットレジンで修復をする際には隣接面形態と接触点の

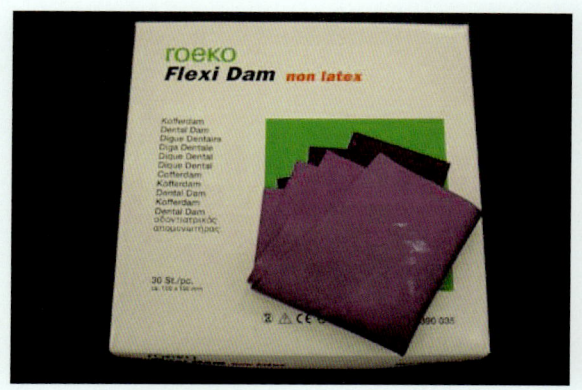

図4-1　フレキシダム

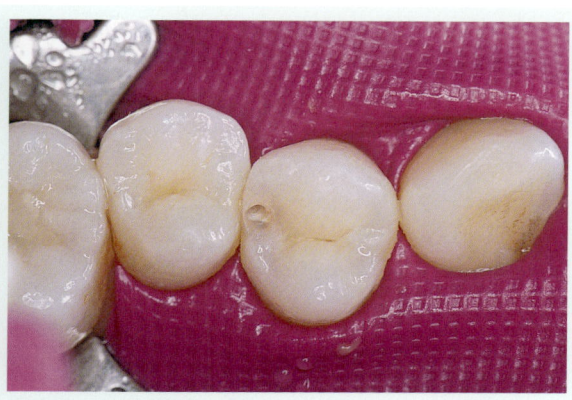

図4-2　う窩の開拡

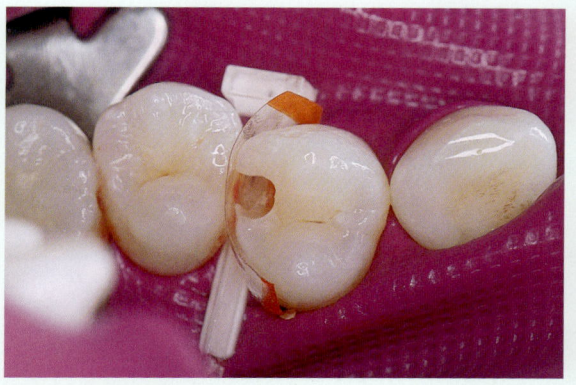

図4-3　窩洞形成

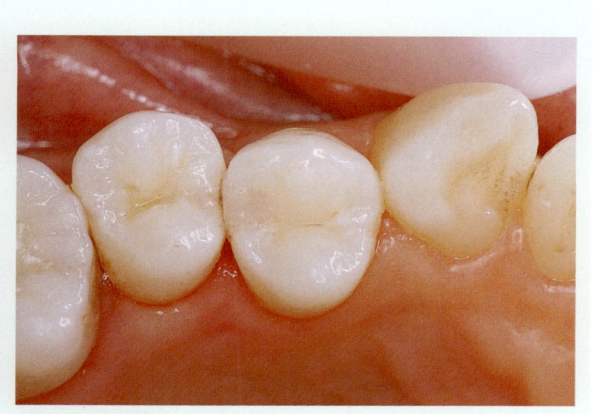

図4-4　修復

回復が修復のキーポイントとなる．現在では，隣接面形態と接触点の回復のために隔壁や歯間離開などを行うさまざまなアクセサリーがある．

4　臼歯隣接面修復に用いるアクセサリー

セクショナルマトリックス

1) メタル（コンタクトマトリックス™システム　ダンビルマテリアル　エイコー）

　豊隆の付与されたメタルマトリックスバンドとコンタクトリングからなる（図4-5）．メタルバンドを隣接面に挿入後，コンタクトリングでバンドを把持する．コンタクトリングの把持力により，歯間離開が起こり接触点の回復を容易に行うことができる．歯肉側マージン部分がメタルバンドにより封鎖できない場合には，コンタクトリング装着前にウェッジを挿入しで歯肉側マージン部分のバンドを歯質側に圧接する（図4-6）．

2) プラスチック（アダプト セクショナルマトリックスシステム Kerr Hawe／サイブロンデンタル）

　隣接面の解剖学的形態が付与されたサイズの違うプラスチックマトリ

臨床のポイント①
メタルマトリックスとプラスチックマトリックスの使い分け(1)
コンタクトリングなどを用いてマトリックスを歯質に圧接する場合，隣接面隅角を超えるような大きな窩洞では，メタルマトリックスを用いると形態付与が行いやすい．

臨床のポイント②
メタルマトリックスとプラスチックマトリックスの使い分け(2)
隣接面隅角を超えない比較的小さな窩洞においては，隣接面形態が付与されているプラスチックマトリックスを使用する．また窩洞が歯肉側に深い場合，プラスチックマトリックスにルーシーウェッジを併用し歯肉側マージンの重合を初めに行うようにする．

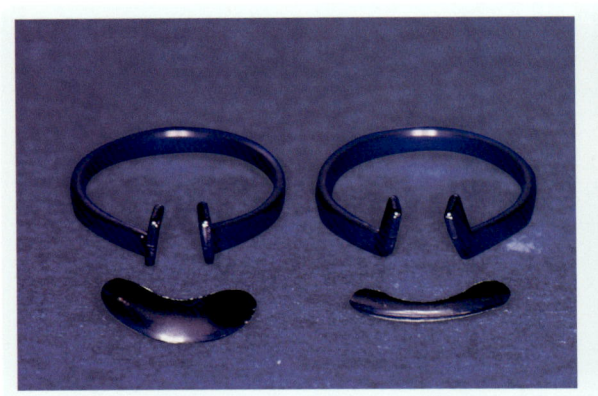

図4-5　コンタクトマトリックスシステム[2]

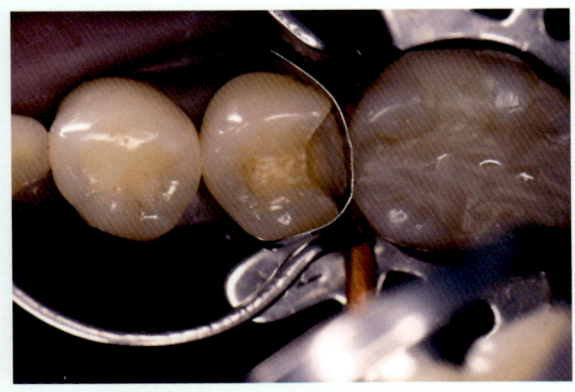

図4-6　隣接面窩洞への対応例[2]

臨床のポイント③
アダプト ルーシーウェッジ（Kerr Hawe／サイブロンデンタル）
軟らかく，また弾性を持った素材でできた透明マトリックス．以前のルーシーウェッジは弾性がほとんどなく，ストリップスの隣接歯への圧接がやや不十分であったが，改良されたアダプト ルーシーウェッジは，隣接歯への圧接が容易である．

ックス（厚み0.05mm），プラスチックス製のトランスペアレント・アプロキシマルシェーパー，フォーセップス，そしてアダプト ルーシーウェッジからなるセクショナルマトリックスシステム（図4-7）．隣接面の隅角を超えない程度の隣接面修復に使用する．

アプロキシマルシェーパーは，歯間離開と隣接面辺縁隆線付近の形態付与を行うことができる．ルーシーウェッジは，やや軟らかいプラスチック素材でできており，隣接面に挿入後，マトリックスを両隣接歯に圧接することができる（図4-8）．また，ウェッジ内に反射コアが組み込まれており，ウェッジ後部より光照射を行うと，光がウェッジ内部のコアに当たり，光が屈折し横方向に反射する．

5　症例

1◆症例1　咬合面コンポジットレジンの摩耗と変色

①術式　セルフエッチングシステム（クリアフィルメガボンド）とコンポジットレジン（ビューティフィル）による修復

②術前

下顎左側第一大臼歯の咬合面に1級コンポジットレジン修復が施されている．約10年前の修復である．修復物表面は摩耗しており，修復物周囲に褐線（着色）および色調の不適合が認められる（図4-9）．

③ラバーダム防湿とコンポジットレジン除去

咬合面および頬側溝の修復であるため，患歯1歯にクランプをかけラバーダム防湿を行う（図4-10）．使用したラバーダムシートはフレキシダム（ロエコ）．

旧コンポジットレジンのみをラウンド型ダイヤモンドポイントで除去した（図4-11）．窩洞内にう蝕は認められなかった．

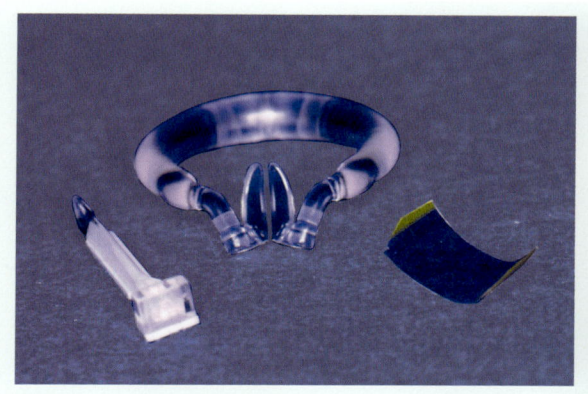

図4-7　アダプトセクショナルマトリックスシステム[3]

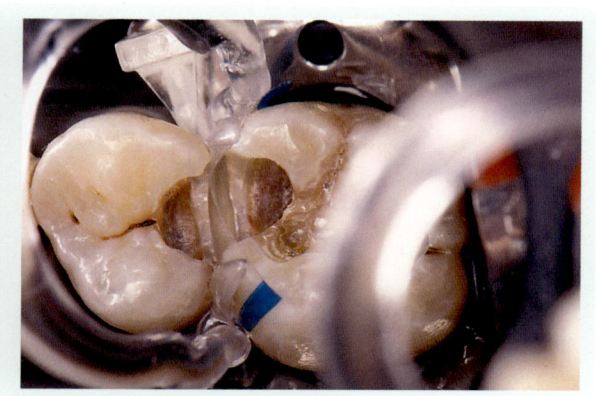

図4-8　隣接面窩洞への応用例[3]

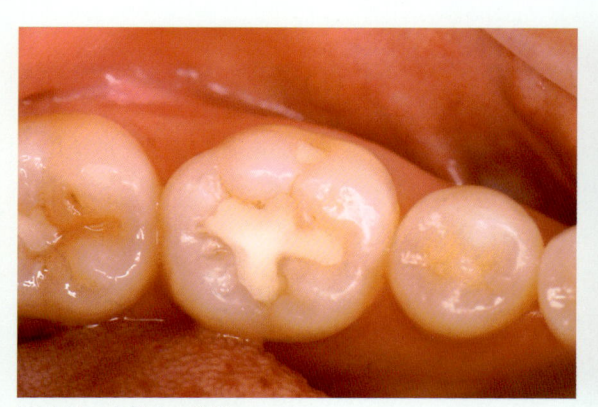

図4-9　症例1　術前

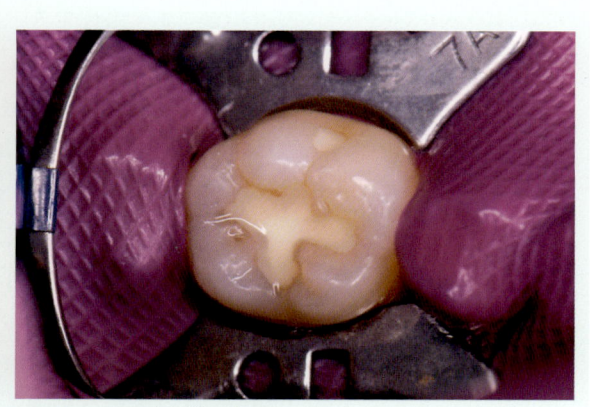

図4-10　ラバーダム防湿

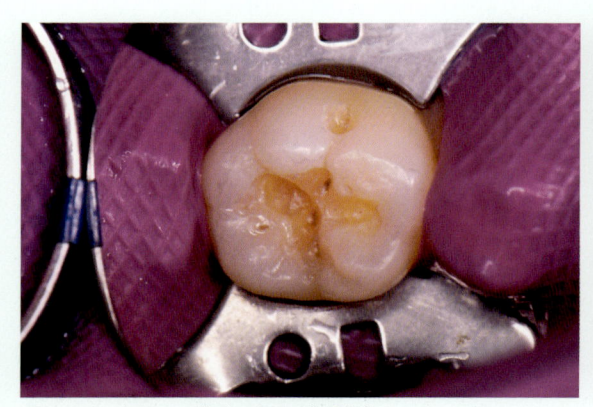

図4-11　旧コンポジットレジン除去

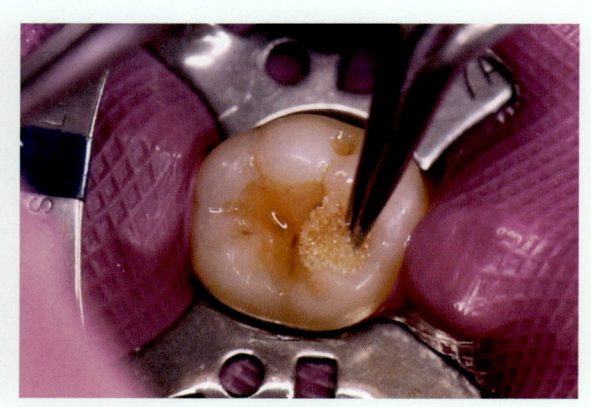

図4-12　セルフエッチング処理

4　臼歯部のコンポジットレジン修復

臨床のポイント④
光沢感の確認
セルフエッチングプライマー処理後，乾燥を行うと窩洞表面に光沢感が見られる．セルフエッチングプライマー処理が，うまく行われたかはこの光沢感で確認する．光沢感が認められない場合には，再度プライマー処理を施す．なお，プライマーは液成分が窩洞に残らないようによく乾燥させることが肝要である．

④セルフエッチング処理

　セルフエッチングプライマー（クリアフィルメガボンド　クラレメディカル）を窩洞に塗布した．プライマーは窩洞内にたっぷりと塗布する（図4-12）．

　20秒間放置後，プライマーが飛散しないようバキュームで吸引しながらエアーブローを行う．はじめやや弱いエアーで行い，徐々に強くしプライマーが窩洞表面に残らないようにする．乾燥後は処理表面に光沢感があることを確認する（図4-13）．

⑤ボンディング材塗布

　窩洞表面をスポンジで強く擦らず，流し込むようにしてボンディング材を塗布する（図4-14）．塗布後，マイルドエアーによりボンディング材層をやや薄く均一にする．強いエアーでボンディング材を吹き飛ばさないよう注意する．

⑥フロアブルレジンによる窩洞の充塡

　探針で線角と窩底の凹凸部分にフロアブルレジン（レボリューションフォーミュラ－2 Kerr／サイブロンデンタル）を充塡し窩洞を単純化する（シェード A2）．光照射を40秒間行う（図4-15）．

　図4-16は窩底部，線角から窩壁にわたり，フロアブルレジンを一層充塡したところである．

⑦コンポジットレジン充塡

　はじめに，コンポジットレジン（ビューティフィル，シェード A2）を一層窩底部に充塡する．このとき，咬合面の裂溝の概形を探針で付形しておく（図4-17）．光照射を40秒間行う．

　コンポジットレジン（ビューティフィル，シェード A2）をさらに咬合面と頰側に充塡し，形態付与を探針で行う（図4-18）．

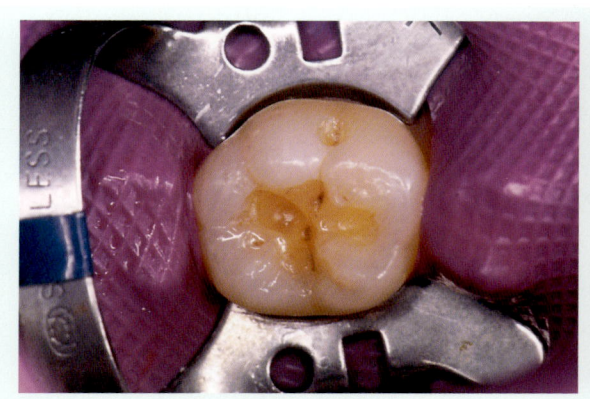

図4-13　エアーブロー後の光沢感

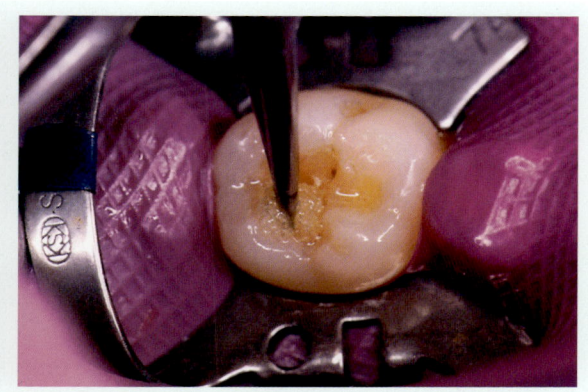

図4-14　ボンディング材塗布

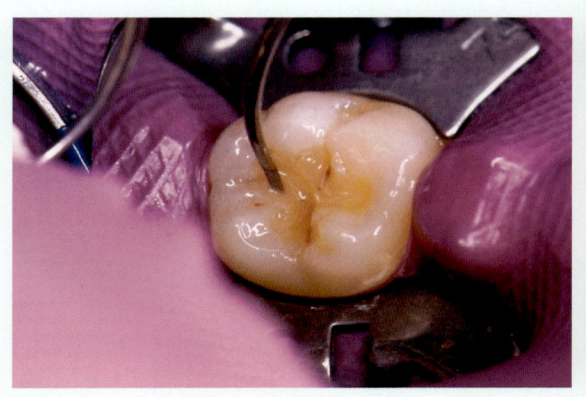

図4-15　フロアブルレジンの塗布

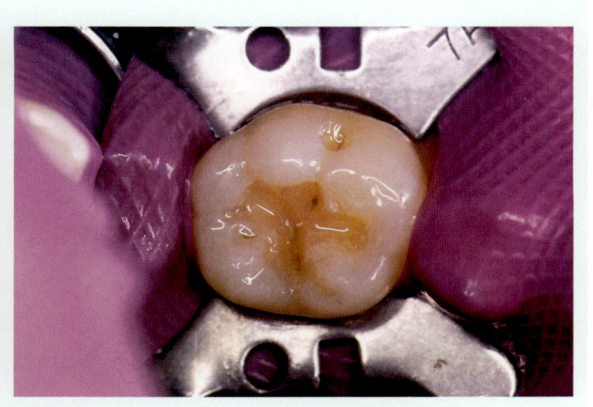

図4-16　フロアブルレジンによる窩洞の充填

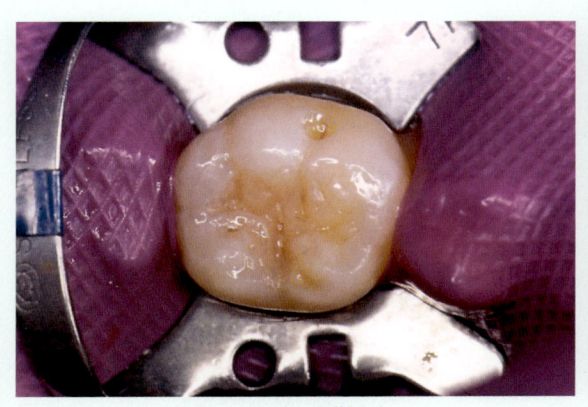

図4-17　コンポジットレジン充填(1)

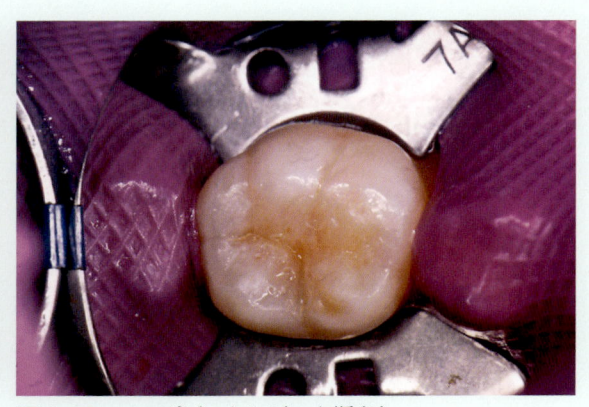

図4-18　コンポジットレジン充填(2)

臨床のポイント⑤
小窩裂溝の研磨

　臼歯部において小窩裂溝を付与した場合の研磨には，ブラシ中に研磨材が配合された研磨ブラシを使用する（ハーベ オクルブラシとソフレックス フィニッシングブラシ）．

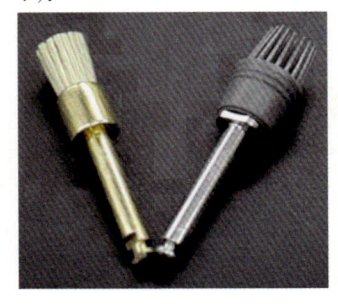

⑧光照射および形態修正，研磨

　光照射を40秒間行いラバーダムを除去する．超微粒子ダイヤモンドポイント（ブルーダイヤモンド／サイブロンデンタル）を用い，細かい形態修正を行う（図4-19）．

　咬合面の小窩裂溝の研磨には，ハーベ オクルブラシ（Kerr Hawe／サイブロンデンタル）あるいはソフレックス™フィニッシングブラシ（スリーエムヘルスケア）を，咬頭斜面の研磨にはコンポマスター（松風）などのラバーポイントを用いる（図4-20）．

2◆症例2　隣接面接触点不良による食片圧入と色調不適合

①術式　セルフエッチングシステム（クリアフィルメガボンド）とコンポジットレジン（ハーキュライトXRV）による修復

②術前

　下顎左側第二小臼歯の咬合面および遠心に2級コンポジットレジン修復が施されている．近医にて数カ月前に治療を受けたが，隣接面の接触点不良による食片圧入と修復物の色調不適合が認められた（図4-21）．図4-22は患歯の隣接歯である下顎左側第一大臼歯の修復前に撮影した写真である．第一大臼歯の一級メタルインレーの二次う蝕をコンポジットレジンで修復した．その後，患者は下顎左側第二小臼歯の咬合面遠心小窩裂溝部分の着色を主訴に近医を受診し，第二小臼歯の治療を受けた．治療を受けた部分には，シーラント処置が施されてはいるが，う蝕はなく小窩裂溝部分にただの着色が認められるだけである．

③ラバーダム防湿とコンポジットレジン除去

　下顎左側第二大臼歯にクランプを装着し，犬歯まで露出させラバーダム防湿を行う．歯肉溝内にラバーシートの端がしっかりと入り防湿がなされている（図4-23）．使用したラバーダムシートはフレキシ ダム（ロエコ）である．

　次に充填してあったコンポジットレジンのみを除去した．窩洞形態は，典型的な従来型2級修復窩洞形態であった（図4-24）．術前（修復前，図4-22）状態を思うと，接着修復には意味のない歯質削除量の多さである．

④隔壁と歯間離開

　セクショナルマトリックスシステムを用い，隔壁と歯間離開を行う．メタルバンドの形をエキスカなどで整え隣接面の形態を付与する．また，歯肉側マージンがメタルバンドでしっかりと圧接されていることを確認する（図4-25）．

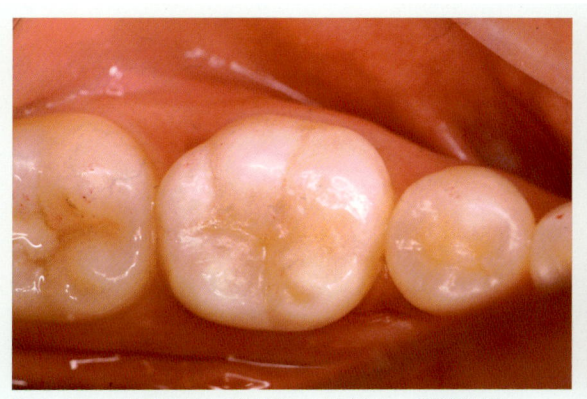

図4-19　光照射およびラバーダム除去，形態修正

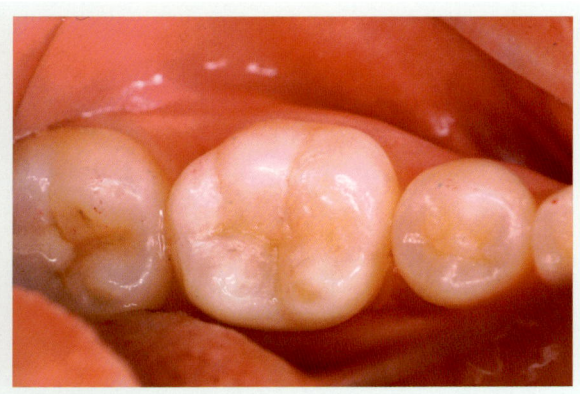

図4-20　研磨

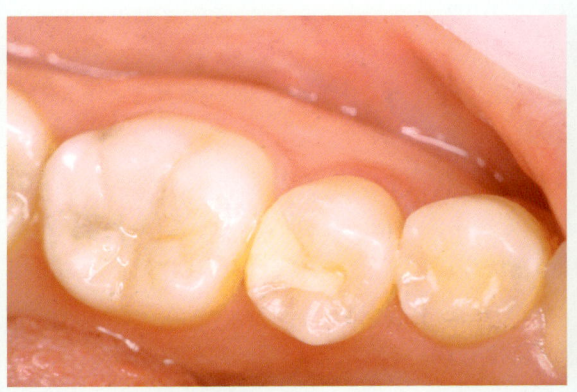

図4-21　症例2　術前

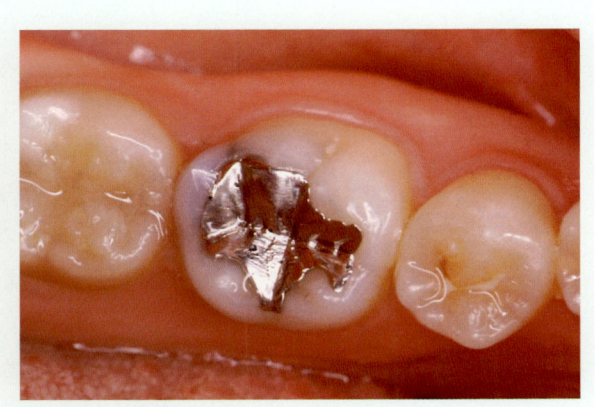

図4-22　修復前

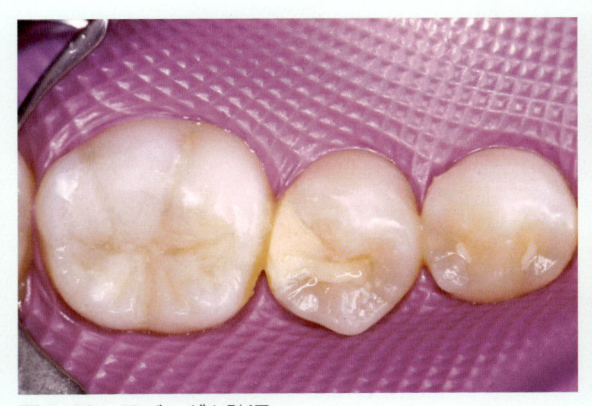

図4-23　ラバーダム防湿

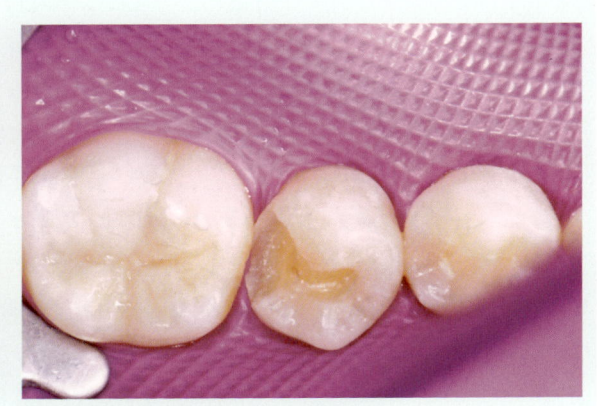

図4-24　コンポジットレジン除去

4　臼歯部のコンポジットレジン修復　35

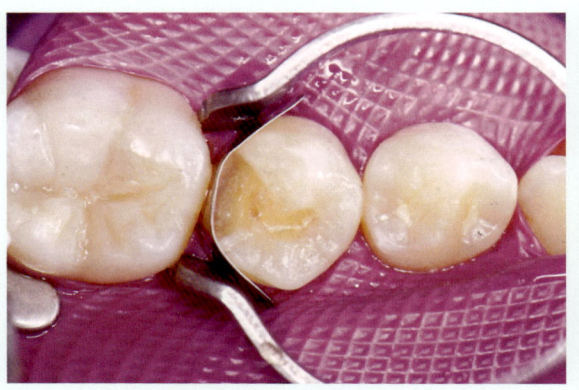

図4-25 隔壁と歯間離開

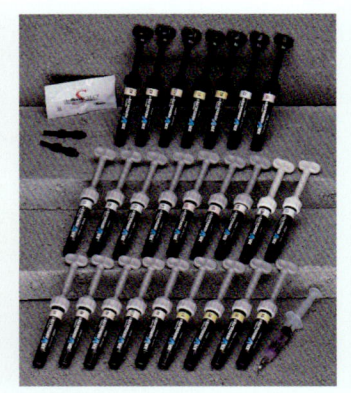

図4-26 コンポジットレジン（ハーキュライトXRV, Kerr／サイブロンデンタル）

⑤コンポジットレジン修復

図4-26は本症例で使用したコンポジットレジン（ハーキュライトXRV, Kerr／サイブロンデンタル）である．

修復は，クリアフィルメガボンドとハーキュライトXRV（シェードA3）により行った（図4-27）．充填，光照射後ラバーダムを除去する．遠心隣接面の辺縁隆線部の形態付与には，ソフレックス™XTディスクを用いる．

咬合面裂溝の最終研磨には，ハーベ オクルブラシあるいはソフレックス™フィニッシングブラシを用いる（図4-28，29）．

3 ◆ 症例3　MOD メタルアンレー（接触点崩壊）

①術式　セルフエッチングシステム（クリアフィルメガボンド）とコンポジットレジン（クリアフィルAP-X）による修復

②術前

下顎左側第二小臼歯MODメタルアンレーの再修復である（図4-30）．患歯は，感染根管治療のためアンレーの咬合面が削除され，根管治療終了後にコンポジットレジンで修復されている．今回は，審美性回復のためメタルを除去しコンポジットレジン修復を行うことにした．隣接歯の第一大臼歯はコンポジットレジンによる修復が施されている．

③修復物除去と窩洞形成

第二大臼歯にクランプを装着し，第一小臼歯まで露出したラバーダム防湿による術野の確保を行う．メタルアンレーを除去し窩洞の整理を行う．中央付近のコンポジットレジンは除去しなかった．なお歯肉側のエナメル質マージンがラバーダムシートにより隔離されているのがわかる（図4-31）．

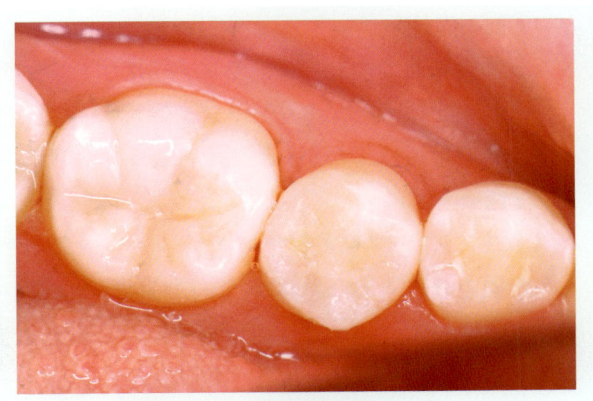

図4-27　修復，ラバーダム除去直後

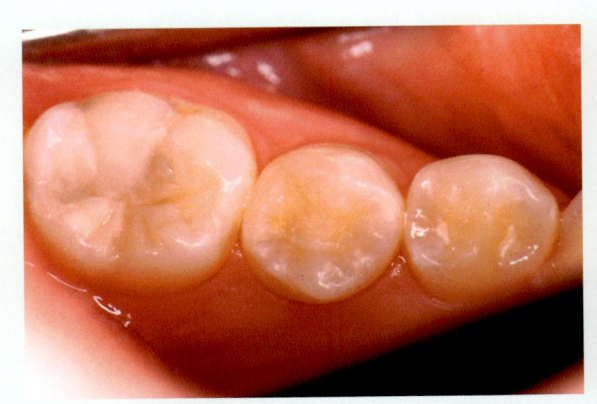

図4-28　最終研磨

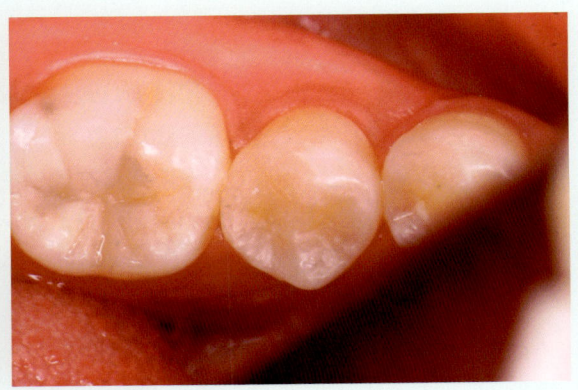

図4-29　術後

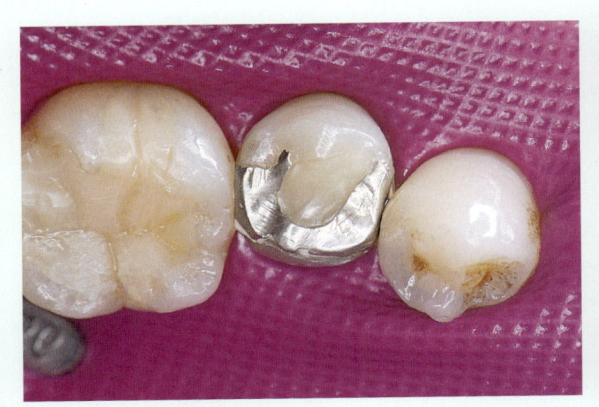

図4-30　症例3　術前

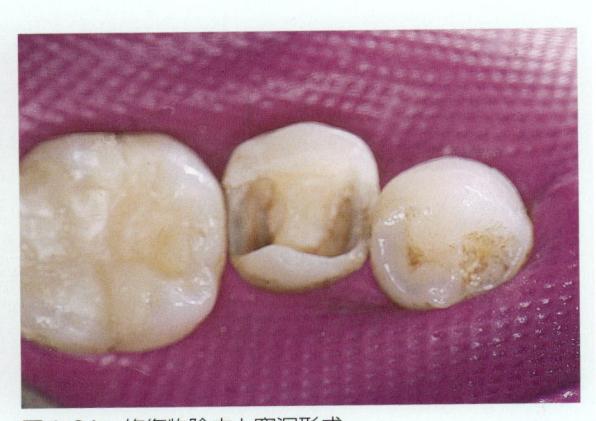

図4-31　修復物除去と窩洞形成

4　臼歯部のコンポジットレジン修復　37

④前準備(1)

両隣接面の歯冠部にプラスチックマトリックスを装着後，ルーシーウェッジを挿入しマトリックスを保持する(図4-32)．ルーシーウェッジの中央付近は弾力がありストリップスを変形させることがない．

⑤前準備(2)

リング(アプロキシマルシェーパー)を装着し，マトリックスを歯質に密着させる．また歯間離開も同時に行う(図4-33)．

⑥接着処理

前準備後，セルフエッチングシステム(クリアフィルメガボンド)による接着処理を行った．プライマー乾燥後，窩洞表面に光沢感が見られることを確認する(図4-34)．

⑦コンポジットレジン充塡

はじめに両隣接部にコンポジットレジン(クリアフィルAP-X，シェードA2，クラレメディカル)を充塡し光照射後，さらにシェードA2充塡し隣接面，辺縁隆線の概形を整えて光照射を行う(図4-35)．

⑧隔壁の除去

光照射後，隔壁を除去する．修復物周囲に見られるボンディング材の薄い硬化物は，スケーラーで除去する(図4-36)．

⑨形態修正と研磨，術後

修復終了時である(図4-37)．隣接面の辺縁隆線部の形態付与は，ソフレックス™XTディスクを用いて行う．咬合面裂溝の研磨には，ハーベ オクルブラシ(Kerr／サイブロンデンタル)あるいはソフレックス™フィニッシングブラシ(スリーエムヘルスケア)を，咬頭斜面の研磨にはコンポマスター(松風)などのラバーポイントを用いる．

(秋本　尚武)

文　献（1～3の引用文献）

1) 秋本尚武：光重合レジンは変色しないのですか？：歯界展望別冊　使いこなそうコンポッジットレジン，54～55，医歯薬出版，東京，2004．
2) 秋本尚武，桃井保子(著)，河野 篤(監修)：レジン充塡でいこう「使いこなしのテクニック」，永末書店，東京，2002．
3) 秋本尚武：接着性レジンによる臼歯部隣接面う蝕の修復，Dental Diamond増刊号 新・MI臨床&接着修復　MID(Minimal Intervention Dentistry)の体系を支える歯科接着臨床，77～79，デンタルダイヤモンド，東京，2002．

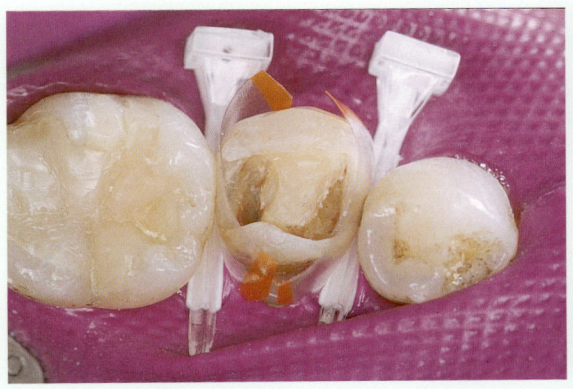

図4-32　前準備(1) マトリックスとルーシーウェッジ

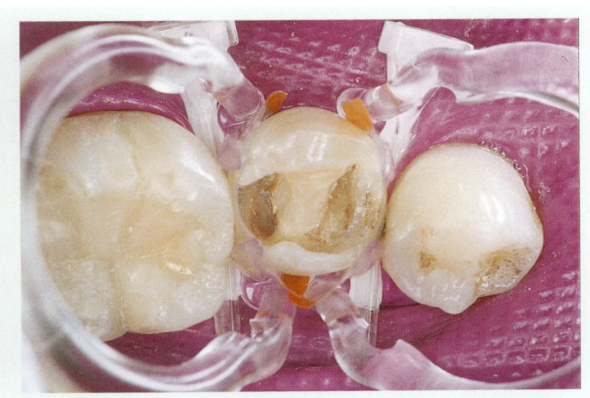

図4-33　前準備(2) アプロキシマルシェーパーの装着

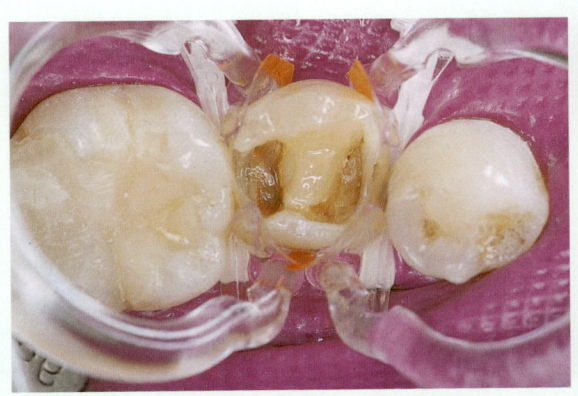

図4-34　プライマー処理による光沢感の確認

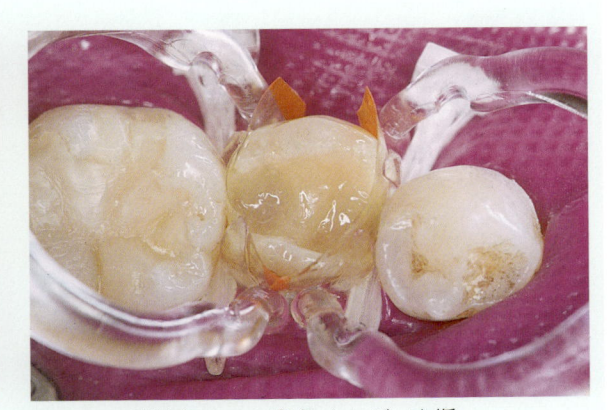

図4-35　隣接部のコンポジットレジン充填

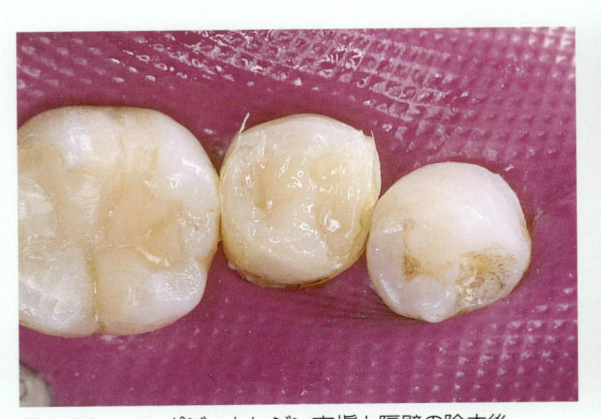

図4-36　コンポジットレジン充填と隔壁の除去後

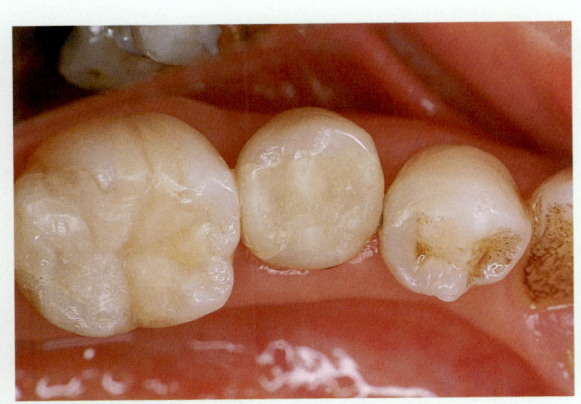

図4-37　術後

4　臼歯部のコンポジットレジン修復　39

5 MIを考慮した二次う蝕への対応（パッチ充塡）

1 はじめに

　う蝕治療においてはMinimal Intervention（最小限の侵襲）の考え方[1]から，う蝕部分のみを除去して健全歯質を可及的に保存した後，接着材とコンポジットレジンとを用いて修復する方法が広く普及している[2]．一方，修復物の再治療の原因としては依然として二次う蝕が多く，再治療の大きな部分を占めているのも事実である[3]．

　最近ではMIの考え方から，二次う蝕に対する再治療においても修復物すべてを除去して再修復するのではなく，う蝕部分のみを除去してコンポジットレジンで補修する場合も多い[4]．このような修復法は，手芸のパッチワークのように部分的に欠損部を穴埋めして補修することから「パッチ充塡」などとも称されている．この章では，二次う蝕に対する補修（パッチ充塡）をとりあげ，その修復法と注意点について述べる．

再修復と補修
再修復とは，修復物をすべて新しくやり直すこと．補修では，問題となるところだけを除去して部分的に修理する．

2 適応症

　パッチ充塡の適応症となるのは，比較的大きな充塡物やインレー，アンレー，クラウンなどの二次う蝕であり，修復物のマージンの一部にう蝕が限局したものである．したがって，修復物全体にう蝕が及ぶものや，修復物を除去しなければう蝕の完全除去が困難な場合には対象とならない．また，装着された修復物に形態や適合性などの問題が認められる場合には，修復物をすべて除去して再修復するべきである．

3 臨床例

　図5-1aおよび図5-2aは，上顎第一小臼歯および下顎第二大臼歯の2級メタルインレーに生じた二次う蝕である．ともにう蝕の発生部位は，機能咬頭であり，対合歯との接触によって他の修復部位に比べてマージン部歯質のチッピングやセメントの崩壊が起こりやすく，これが二次う蝕を誘引した可能性もある．このようにう蝕が限局したケースでは，まず，う蝕の除去を行って，う蝕の範囲を見極めるまでは修復物の除去は行わない．これらのケースでは確実にう蝕をとりきるためにインレー体を一部削除したが，インレー体をすべてとりはずすことなく，う蝕の除去を終了することができた（図5-1b，2b）．その後，欠損部は両症例ともにクリアフィルメガボンドとクリアフィルAP-X（A2，クラレメデ

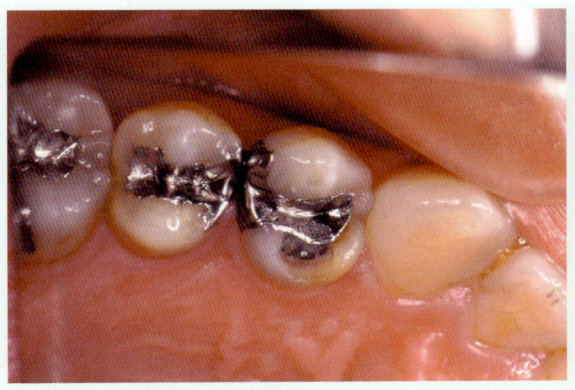

図5-1a 上顎第一小臼歯咬合面に生じたメタルインレーの二次う蝕

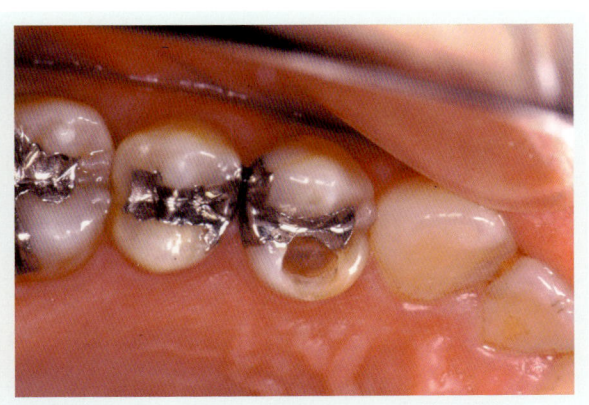

図5-1b インレー体の一部を削除し，う蝕を除去

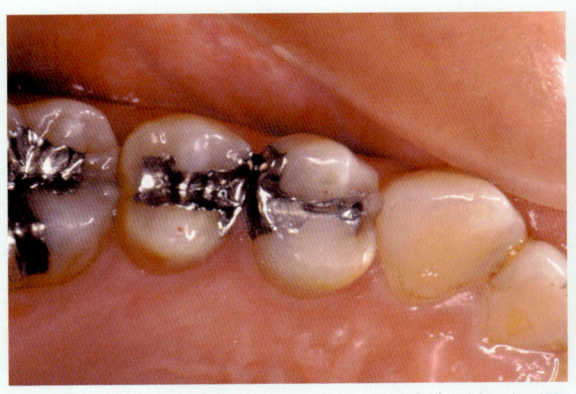

図5-1c パッチ充塡後（クリアフィルメガボンドとクリアフィルAP-X，A2，クラレメディカル）

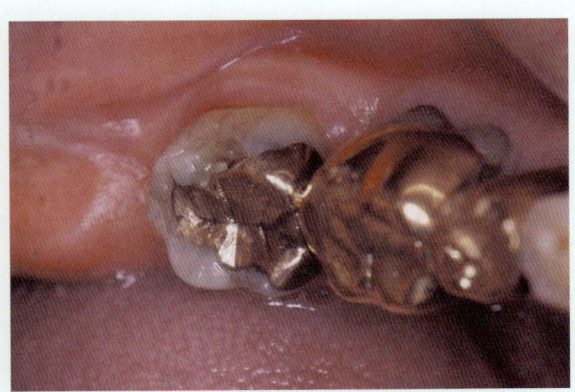

図5-2a 下顎第二大臼歯咬合面に生じたメタルインレーの二次う蝕

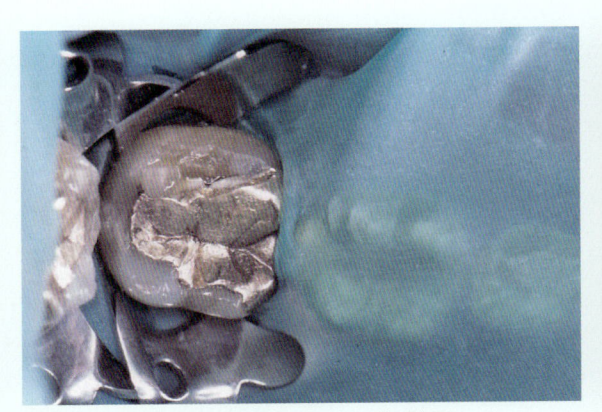

図5-2b 窩洞形成終了後，ラバーダム防湿

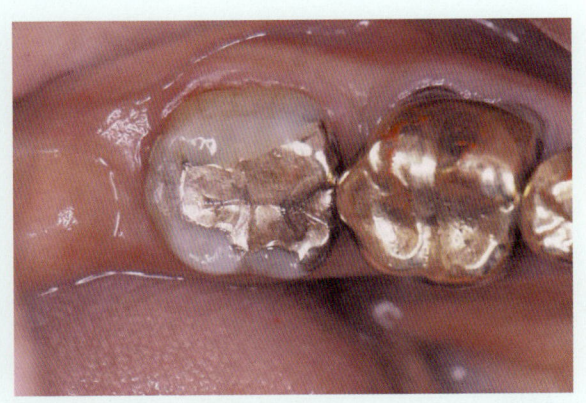

図5-2c パッチ充塡後（クリアフィルメガボンドとクリアフィルAP-X，A2，クラレメディカル）

ィカル）を用いて充塡処置を行った（図5-1c，2c）．もし，これらの症例に対してメタルインレーをすべて除去してコンポジットレジン修復を行おうとすれば，窩洞は複雑でより困難となろう．さらにインレーによる再修復を選択すれば，再形成により削除量はさらに大きくなると予想される．う蝕除去のみの処置では痛みも軽度であり，基本的には無麻酔で処置を終了できるが，それ以外の部位は健全象牙質であり，削除には痛みを伴う．インレーを完全に除去して再修復する場合には，麻酔が必要である．このようにパッチ充塡を選択することで修復に伴う治療時間も短縮され，患者にとってもストレスは少ない．

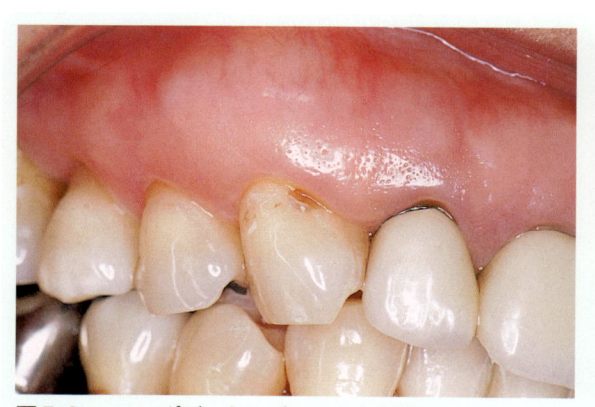

　図5-3aは，上顎犬歯歯頸部に生じたコンポジットレジンの二次う蝕である．う蝕の範囲は極めて小さく，コンポジットレジンを一部削除しただけで窩洞形成を終了した（図5-3b）．この症例ではクリアフィルメガボンドにより接着操作を行い，フロアブルコンポジットレジン（ユニフィルフロー，A3，ジーシー）を用いて修復した（図5-3c）．このよ

図5-3a コンポジットレジンの二次う蝕

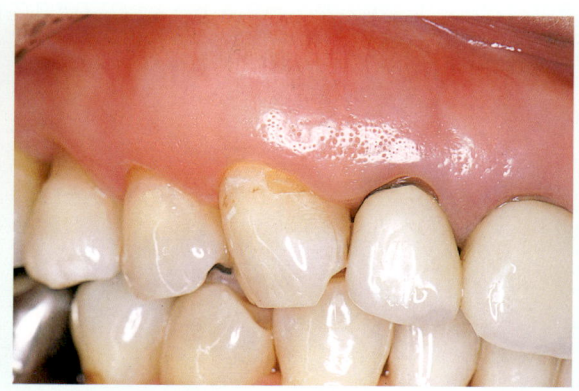

図5-3b う蝕の除去．コンポジットレジンを一部除去し，窩洞形成を終了

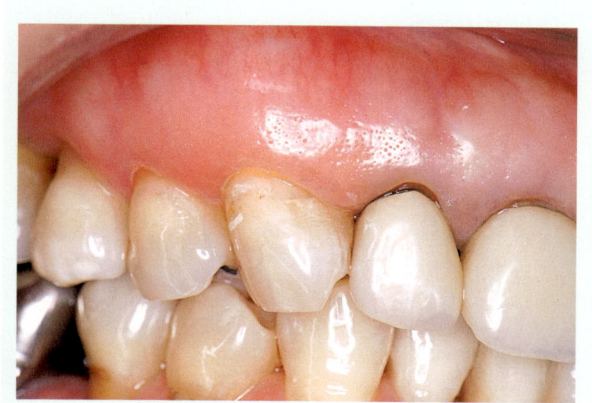

図5-3c クリアフィルメガボンド（クラレメディカル）とユニフィルフロー（ジーシー）により修復

に最近では各種フロアブルコンポジットレジンも登場し，小さな窩洞に対してより簡便で確実な充塡操作が行えるようになった[5]．頰舌側面や歯頸部などの咬合力の加わらない部位に対するパッチ充塡では，フロアブルコンポジットレジンを積極的に使用している．

4 パッチ充塡の接着手順

　パッチ充塡を行う場合，修復物の二次う蝕に対してう蝕を除去して修復するため，窩洞には歯質のみならず，メタルやセラミックス，コンポジットレジンも含まれることになる．したがって窩洞内のこれらすべての被着面に対して適切な処理を行って接着させるのが理想である．一方，現在の接着システムでは，被着体の種類によって前処理の方法が異なり，これを適宜，使い分ける必要がある．

　図5-4にセルフエッチングプライマーシステムであるクリアフィルメガボンド（クラレメディカル）の各種被着面への接着方法を示す[4]．歯質に対する接着は，①セルフエッチングプライマーの塗布，②ボンディング材の塗布・光照射の2ステップである．一方，コンポジットレジンやセラミックス表面に対する接着は，①リン酸で処理（水洗・乾燥），②セルフエッチングプライマーとポーセレンボンドアクチベーターを1滴ずつ混和・塗布，③ボンディング材の塗布・光照射である．さらに金属（金銀パラジウム合金や金合金）の場合，①金属接着性プライマーの塗布・乾燥，②セルフエッチングプライマー，③ボンディング材の順で処理を行う．

　一般にコンポジットレジンやセラミックスと歯質を含む窩洞では，コンポジットレジンやセラミックスへのリン酸処理を最初に行う．さらにセルフエッチングプライマーとシランカップリング材を混和して，これを窩洞全体に塗布するのが一般的である．一方，金属と歯質との組合せでは，

パッチ充塡
手芸のパッチワークのように部分的に欠損部をコンポジットレジンにより補修する方法．修復物の二次う蝕でマージンの一部にう蝕が限局したものに適用．

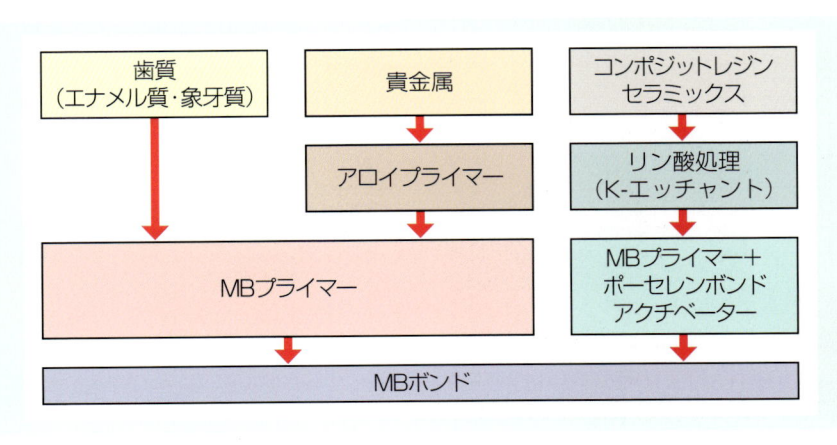

図5-4 クリアフィルメガボンド（クラレメディカル）の各種被着面への接着手順

まず金属接着性プライマーを金属部分のみに塗布してよく乾燥させ，それからセルフエッチングプライマーによる窩洞全体の処理を行う[4]．

5　パッチ充填の注意点

　上述したように，現在の接着システムでは被着体の種類によって前処理の方法が分かれており，各被着体に対して最良の接着を得るには別々の接着操作で対応するしかない．しかし，臨床ではセラミックスや金属に対する接着操作の過程で前処理材が歯面に流れ込んでしまうケースも予想される．そこでセラミックスおよびメタルに対する前処理材が歯質に触れてしまった場合を想定して，これらの前処理がエナメル質，象牙質に対する接着へ及ぼす影響について検討した（**表5-1**）[6]．実験に使用した材料は，クリアフィルメガボンド（MB群，クラレメディカル）とユニフィルボンド（UB群，ジーシー）である．セラミックスの前処理材には，K-エッチャント/クリアフィルポーセレンボンドアクチベーター（クラレメディカル）とエッチング液/セラミックプライマー（ジーシー），メタルの前処理材には，アロイプライマー（クラレメディカル）とメタルプライマーⅡ（ジーシー）を用いた．その結果，コントロール（未処理）と比較してセラミックス前処理やメタル前処理を行うと歯質に対する接着強さが，低下する傾向が認められ，特にメタルに対するプライマー処理によって象牙質に対する接着強さは，有意に低下することがわかった（$p < 0.05$）．このことは各前処理は，他の被着面にとっては接着のマイナス因子となる危険性があることを示しており，個々の被着面に対して適切な処理が望まれる．

　図5-1と5-2の臨症例では，窩洞はエナメル質と象牙質，それに一部メタルを含んでいた．もし，メタルに対する確実な接着を期待するのであれば，歯質に対する接着操作の前にメタルにプライマー処理を行い，次に歯質の接着操作を行う手順になる．しかし，本症例の場合，窩洞が小さくて，メタルの被着面積は限られている．もし，メタルに対する前処理の際に金属接着性プライマーが象牙質面へ流れ込み，汚染してしまえば象牙質の接着に悪影響を及ぼす危険性は高い．このため，この症例

表5-1　口腔内リペアの各種処理材が牛歯エナメル質，象牙質の接着強さに及ぼす影響（MPa）[6]

	MB群		UB群	
	エナメル質	象牙質	エナメル質	象牙質
未処理（Control）	14.5 ± 2.3[a]	14.0 ± 2.4[b,c]	9.0 ± 1.6[d]	7.1 ± 2.6[e]
セラミックス前処理	12.1 ± 3.1[a]	8.3 ± 3.5[b]	7.2 ± 2.6	8.4 ± 2.1[f]
メタル前処理	11.8 ± 4.5	7.6 ± 4.9[c]	5.8 ± 5.0[d]	2.5 ± 1.5[e,f]

平均±標準偏差，n=10，アルファベットは統計学的有意差を示す（$p < 0.05$）

ではあえてメタルに対する処理を行わずに修復を行った．

　このようにパッチ充塡を行う症例では，窩洞が小さくて各被着体に対する接着操作の使い分けが困難なこともある．セラミックスや金属に対する各種前処理が歯質へ流れ込んで象牙質への接着への影響が懸念される場合には，象牙質への接着を最優先して，他の被着面への前処理を行わないという選択もあろう．

6 おわりに

　パッチ充塡が可能となったのは，接着の進歩によって各種被着体に対して接着することが可能になり，窩洞形態の制約がなくなったこと，そして各種コンポジットレジンの登場により充塡材料の選択肢が増えてより簡便で審美的な修復が行えるようになったことによるものである．しかし，未だ被着体によって接着方法は異なり，他の被着体への悪影響も懸念される．今後，接着技術のさらなる発展により，被着体を選ばない高機能な接着材料の登場を期待する．

（二階堂　徹）

文　献

1) Mount GJ and Ngo H : Minimal intervention: a new concept for operative dentistry, Quintessence Int, 31 : 527～533, 2000.
2) 田上順次，島田康史，北迫勇一，中島正俊，二階堂徹，大槻昌幸：齲蝕治療における接着，接着歯学，18 : 154～159, 2000.
3) 豊島義博，安田　登，野村義明，錦　仁志：一般歯科臨床における脱落，2次齲蝕の調査，接着歯学，11 : 237～243, 1993.
4) 二階堂徹，田上順次：コンポジットレジンによる補修修復―各種被着面へのプライマーの応用，DE, 140 : 21～24, 2002.
5) 日野浦光：フロアブルコンポジットレジンの適応症と使用上のコツ，デンタルダイヤモンド，368 : 28～31, 2001.
6) 二階堂徹，高野由佳，田上順次：口腔内リペアにおける各種前処理が歯質接着性に及ぼす影響，接着歯学，22(2) : 128～133, 2004.

6 レジンコーティング法の臨床的意義

1 はじめに

　従来の間接修復法においては，Blackの窩洞の原則に従って，窩洞形成を行うことが基本であった．しかし，歴史的にみれば，Blackの窩洞は，接着のない時代に作られ，修復後の脱落や破折，二次う蝕をいかに防ぐかに苦労した結果である．接着性材料や技術の発達した今日では，間接修復においても接着を有効に利用した窩洞を考えるべきである．ここでは，間接修復を用いたう蝕治療に焦点をあて，レジンコーティング法について解説する．

> **Blackの窩洞原則**
> 20世紀初頭，G.V.Blackによって体系化された．修復物を機械的に保持するため，箱型窩洞が基本である．

2 従来の間接法とう蝕治療

　う蝕の治療は，直接法か間接法かを問わず，①細菌感染のあるう蝕象牙質の徹底的な除去と②欠損部の修復とに分けて考えるとよい．直接コンポジットレジンにおいては，この一連の流れを一回の処置で完結させることができる．一方，間接法ではう蝕除去後，この欠損部を印象採得して仮封し，さらに技工操作を経て修復物を作製し，次回来院時にインレーを試適，装着するといった複雑な作業を経てようやく完成する．

　Blackの原則に従った従来の修復法では，う蝕の除去後に保持・抵抗形態などを付与するためにさらに窩洞形成を行い，健全象牙質が過剰に切削されてきた．また，露出した象牙質はインレーの装着までの期間，仮封によって保護されるが，これまでの仮封材には封鎖性が乏しく，辺縁漏洩や容易に脱離し，その結果，形成面が口腔内に露出し，物理・化学的な刺激や，細菌侵入による歯髄へのダメージも懸念される．このように従来の間接法には，窩洞形成時における歯質の保存や歯髄保護に対する配慮がなかったといえる．

> **仮封材の種類**
> ①ストッピング
> ②酸化亜鉛ユージノールセメント
> ③非ユージノールセメント
> ④水硬性セメント
> ⑤レジン系仮封材
> ⑥カルボキシレートセメント

3 レジンコーティング法の臨床術式

　歯質に対する確実な接着が得られるようになった現在，接着を有効に利用すれば間接法においても歯質保存的に修復することが可能である．図6-1にレジンコーティング法の臨床術式を示す[1]．

　レジンコーティング法とは，窩洞形成終了後，窩洞の内面，すなわち切削によって露出した象牙質およびエナメル質をボンディングシステムと低粘性レジンによってコーティングすることである．これによって象

牙質面には樹脂含浸層とレジンによるコーティング層が形成される．その後，印象採得と咬合採得を行い，仮封をして1回目の治療を終了する．次回来院時には，インレー体をレジンセメントによって接着する．

4 象牙質――歯髄複合体の保護

図6-2は，生活歯をレジンコーティングした際の模式図である[2]．レジンコーティング法を応用することによって，切削によって露出した象牙質は，接着（すなわち樹脂含浸層の形成）によって即座に封鎖され，これによって象牙質が保護される．

象牙質は象牙細管を通して歯髄と交通しており，象牙質の露出は歯髄の露出と見なすことができる．生活歯にレジンコーティングすれば，次回来院までの期間に仮封がとれたとしても，患者が疼痛を訴えることはなく，次回の仮封の除去や窩洞の清拭時においても患者に痛みはない．

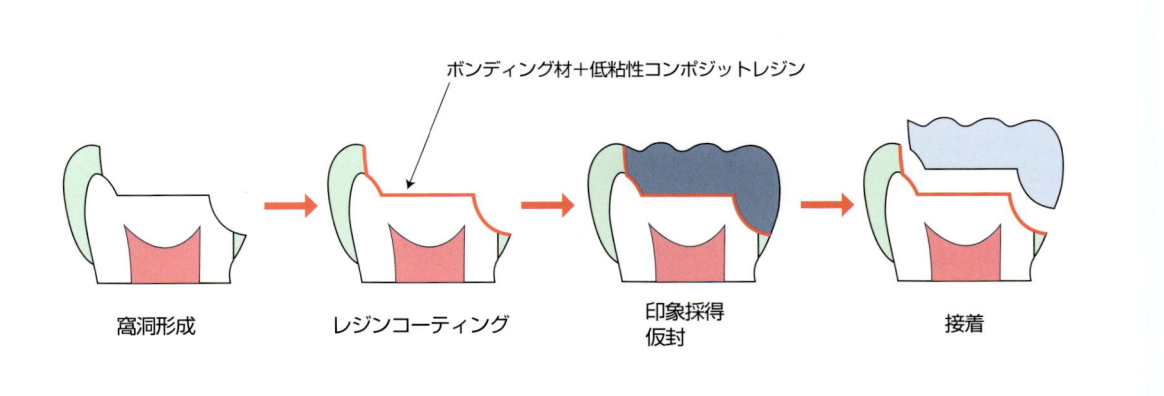

図6-1 レジンコーティング法の臨床術式[1]

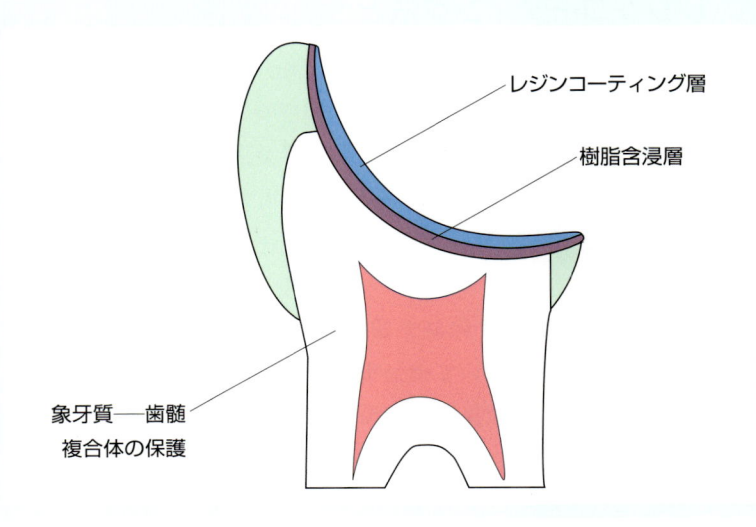

図6-2 レジンコーティングによる象牙質―歯髄複合体の保護（二階堂ら，2003，引用一部改変）[2]

5 レジンセメントの象牙質接着性

レジンコーティング法を間接修復に応用する大きな利点として，レジンセメントの象牙質接着性の向上がある．現在使用される直接コンポジットレジンの接着の信頼性は非常に高く，強固な接着が得られる．一方，レジンセメントの象牙質接着性は未だ十分とはいえない．

図6-3は，直接法と間接法の象牙質接着性を比較したものである[3]．その結果，直接コンポジットレジンの接着強さが最も高く，次にコーティングで，そして最も低い接着強さを示したのがコーティングなしであった．象牙質にコーティングを行うことによってレジンセメントの接着強さは，コーティングなしの場合に比べて著しく向上することがわかった．

6 レジンコーティングと窩壁適合性

上述のように，レジンセメントの接着の信頼性には，依然として問題があり，これは辺縁封鎖性の良否とも密接に関連している．ヒト抜去小臼歯にMOD窩洞を形成し，レジンセメント（パナビアフルオロセメント，クラレメディカル）を用いてコンポジットレジンインレーをセットしたJayasooriyaらの研究[4]（図6-4）において，コーティングなしでは，高い割合でギャップの発生が認められたが，コーティング群においては，ギャップの発生は著しく低下し，コーティングの有効性が明らかであった（図6-5）．ギャップの発生は術後の咬合痛などの不快症状や辺縁漏洩による術後疼痛，二次う蝕，修復物の破折の原因となる．レジンコーティングによりこれら術後の諸問題を著しく軽減することが可能である．

7 レジンコーティング法とう蝕の処置

以下にう蝕の処置にレジンコーティング法を応用した症例を紹介する．図6-6は，上顎第二小臼歯と第一大臼歯のアマルガムおよびコンポジットレジンの二次う蝕であり，う蝕を除去して間接法による修復を選択した．まず，ダイヤモンドポイントを用いて修復物を除去した後，スチールラウンドバー（図6-7）を用いて，低速回転で注意深くう蝕の除去を行った．

この際，細菌感染のあるう蝕象牙質外層部のみを除去するため，適宜，う蝕検知液（図6-8）を用いて感染象牙質を染め出し，赤染部を選択的に除去する（図6-9）．う蝕象牙質外層は死層であり，う蝕の除去は無麻酔で行うことができる[2]．また，う蝕象牙質内層は，象牙細管内にミネラルの沈着が生じて透過性が低く，健全象牙質に比べて切削による刺

コンポジットレジンインレー
臼歯部コンポジットレジン修復の臨床的な諸問題を解決するため，コンポジットレジンを間接法に応用したもの．修復物の機械的性質，耐摩耗性の向上や，解剖学的形態の付与の容易さが利点である．またメタルインレーと比べて審美的である．

う蝕除去に用いるラウンドバー
う蝕象牙質の除去は，スチールラウンドバー（ISO#：008, 010, 012, 014, 016など）を用いる．この際，目視でう蝕を確実に除去するために，注水せずに低速で行う．

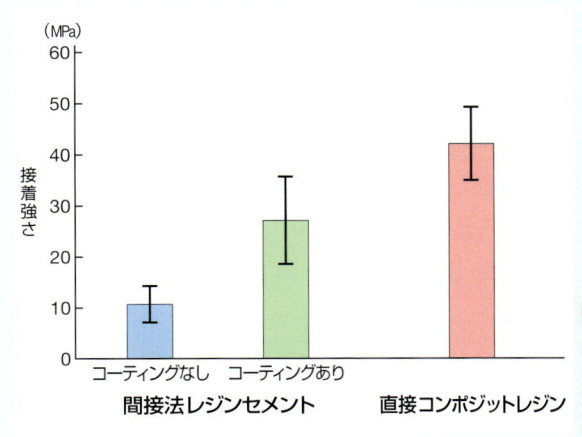

図6-3 直接法と間接法の象牙質に対する接着強さ（MPa）[3]
ボンディング材：クリアフィルメガボンド，レジンセメント：パナビアフルオロセメント，レジンコーティング：クリアフィルメガボンドとプロテクトライナーF（クラレメディカル）

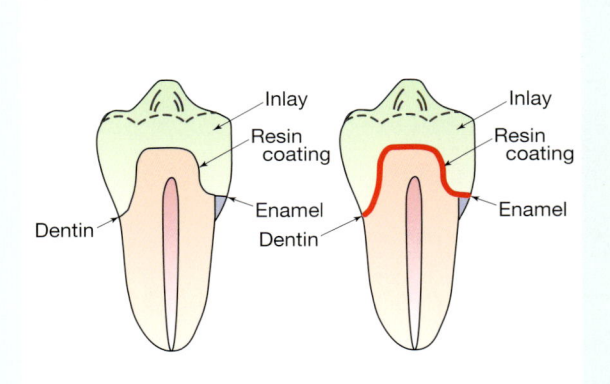

図6-4 窩壁適合性試験の試料．ヒト小臼歯にMOD窩洞を形成し，レジンインレーで修復（左：コーティングなし，右：コーティングあり）

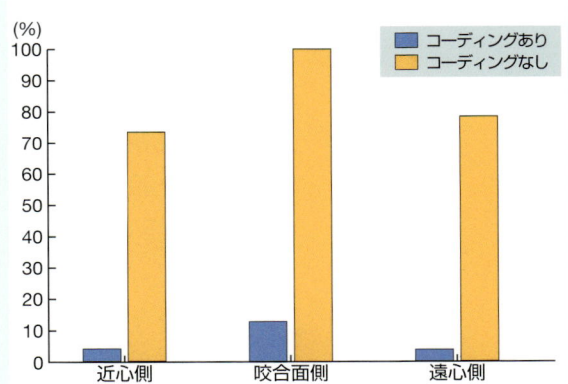

図6-5 ヒト小臼歯MOD窩洞におけるレジンインレーと窩洞とのギャップの発生率（％）[4]
コーティング：クリアフィルライナーボンドⅡΣ，プロテクトライナーF（クラレメディカル）

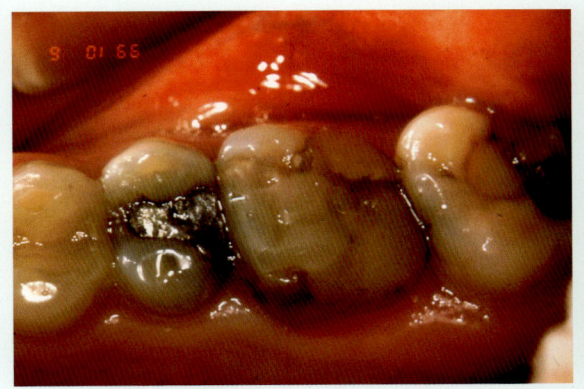

図6-6 第二小臼歯，第一大臼歯に二次う蝕が認められる

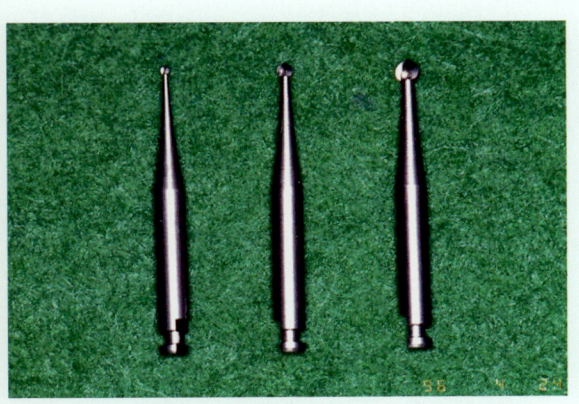

図6-7 う蝕の除去に使用するスチールラウンドバー

6 レジンコーティング法の臨床的意義

う蝕除去の臨床的判断基準

う蝕をどこまで削るかについての客観的な判断基準は確立されていない．しかし，う蝕を診断するめやすとして以下の5つがあげられ，これらを総合的に判断してう蝕を除去する．
①硬さ…う蝕象牙質を切削していくと徐々に軟→硬へと変化する．
②色…慢性う蝕では黒褐色の部分は除去．急性う蝕では着色は少ない．
③湿り気…湿ったう蝕は除去する．徐々に乾いた粉状になる．
④知覚…痛みのある部分はすでに削除する必要なし．
⑤う蝕検知液…赤染する部分を除去する．淡ピンク染部は残す．

Minimal Intervention

最小限の侵襲の意味で，健全歯質を可及的に保存し，結果として歯の喪失を減少させるという考え方．以下の3項目を含む．
①う蝕に対して修復よりも再石灰化を図る．
②二次う蝕に対して再修復よりも補修を行う．
③接着性材料を活用して歯質保存的な修復を行う．

激が伝わりにくい[2]．本症例では，う蝕が大きく開放され，う蝕に直接アプローチすることが可能なため，麻酔を行うことなく，う蝕を除去することができた．しかし，隣接面の接触点下に限局するう蝕などでは，う蝕にアプローチする前に健全象牙質に切削が及ぶ場合もあり，このようなケースでは麻酔が必要である．

レジンコーティング法を行う際に，ラバーダム防湿を行うことは接着の環境を整えるうえで大切である（図6-10）．本症例のコーティングには，クリアフィルメガボンドとプロテクトライナーFを用いた．クリアフィルメガボンドは付属スポンジにて象牙質面に塗布するが，業者指示書に従った接着操作を確実に行うことが必要不可欠である．プロテクトライナーFの塗布にはディスポーザブルのブラシを用いて窩洞からのはみ出しに注意して塗布する（図6-11）．コーティング面を光照射して硬化させた後，空気（酸素）の影響によってコーティング面表層には未重合層が残るが，これをアルコール綿球でふき取り，印象採得に備える（図6-12）．レジンコーティングの操作が終了すれば，歯質との接着が完了し，切削面は保護されるため，その後の一連の処置による患者の痛みはなく，治療に伴うストレスも軽減される．

8 MIをめざす間接修復の窩洞形態

レジンコーティング法を応用することによって間接法のう蝕治療は，①う蝕の除去と②欠損部の修復とにはっきりと区別して考えることができ，最小限の侵襲（Minimal Intervention：MIと省略）が可能となる．図6-13にレジンコーティング法を応用した窩洞形態を示す．レジンコーティング法を応用すれば，レジンセメントと歯質との接着は著しく向上し，さらに各種処理法の開発によりレジンセメントとコンポジットレジンやポーセレンとも確実に接着できる．したがって，レジンコーティング法を応用した窩洞形態は，接着性コンポジットレジンの場合と同様に考えてよい．つまり，う蝕の除去によって窩洞形成を終了し，レジンコーティングを行って歯質との接着を完了させ，歯髄保護を行う．

間接修復の制約上，印象採得やその後の模型作製に支障をきたすようなアンダーカットや鋭利な辺縁などがある場合，これを除去して窩洞形成を終了する場合もある．また，レジンコーティングの際,低粘性コンポジットレジンを多めに塗布することによって鋭縁をカバーしたり，アンダーカットを埋めてしまうことも可能である．残存歯質が非常に薄くなって歯質が破折する恐れがある場合にも，コーティング後にコンポジットレジンを追加，填塞することによって歯質を裏打ちして補強し，破折を防ぐことができる．

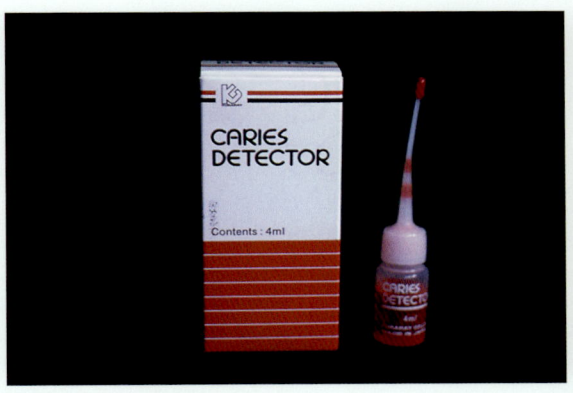

図6-8 う蝕検知液（クラレメディカル）

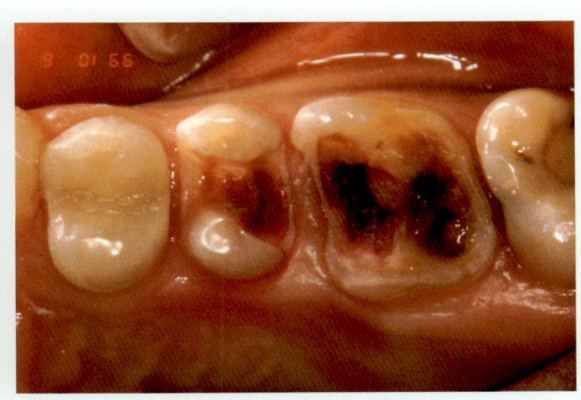

図6-9 う蝕検知液で染め出し，赤染部を除去

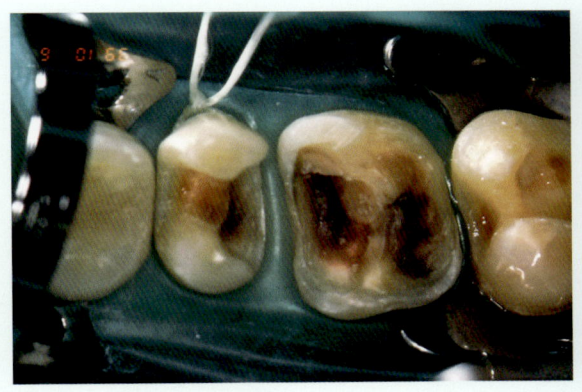

図6-10 ラバーダム防湿

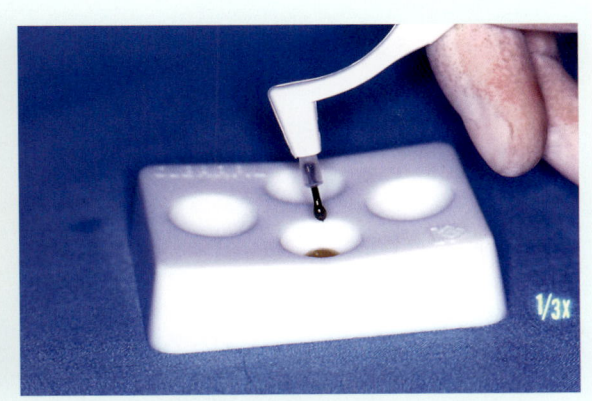

図6-11 低粘性レジン（プロテクトライナーF，クラレメディカル）は筆で確実に塗布

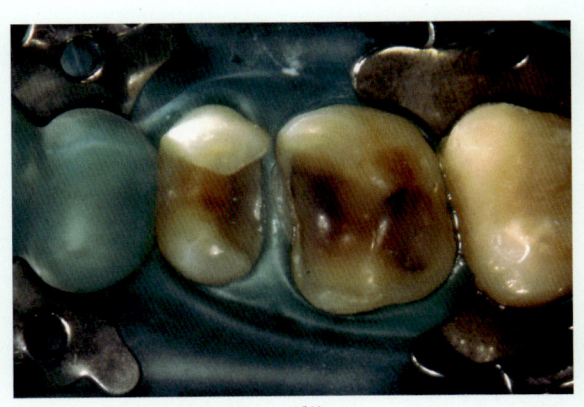

図6-12 レジンコーティング後

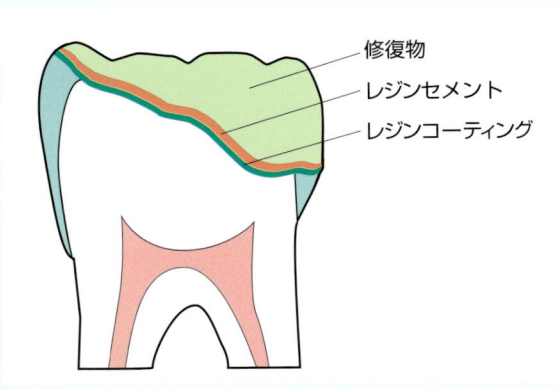

図6-13 レジンコーティング法を応用したコンポジットレジンインレー修復の窩洞形態[5]

修復物
レジンセメント
レジンコーティング

6 レジンコーティング法の臨床的意義 51

9 おわりに

臼歯部のう蝕治療においても直接コンポジットレジン修復が第一選択肢であると考えている．その理由は，う蝕を除去するのみで歯質の削除量が最も少なく，しかも高い接着が得られ，しかも1回の処置で終了できるという点からである．

一方，う蝕の範囲が広く，口腔内の限られたスペースで充填が困難な症例に対しては，間接法による対応が必要である．レジンコーティング法を応用した間接法の最大の利点は，接着によって直接法と同様，歯質保存的な修復が可能になったことである．さらに修復材料にポーセレンやコンポジットレジンなどを使用すれば，審美的な修復となる．

（二階堂　徹）

文　献

1) 佐藤暢昭，他：低粘性コンポジットレジンによる象牙質面接着保護法の実際，接着歯学，12：41〜48，1994．
2) 二階堂徹，他：レジンコーティング法と間接法コンポジットレジン修復，日本歯科評論／別冊2003，実践・新素材による歯冠色修復とその技法，131〜135，ヒョーロン・パブリッシャーズ，東京，2003．
3) Jayasooriya PR, et al.: Effect of resin coating on bond strengths of resin cement to dentin, J Esthet Restor Dent, 15(2)：38〜45, 2003.
4) Jayasooriya PR, et al.: Effect of a "Resin-coating" on the interfacial adaptation of composite inlays, Oper Dent, 28(1)：28〜35, 2003.
5) 二階堂徹，他：間接法によるコンポジットレジン修復の可能性—臨床術式と技工操作—QDT別冊，YEAR　BOOK 2000，104〜111，2000．

7 歯質保存的なメタルインレー修復

1 はじめに

メタルインレー修復は，これまで歯質削除の多い修復法の代表として考えられてきた．しかし，貴金属合金とレジンセメントとの接着が容易になったことや，レジンコーティング法の応用によって，メタルインレーにおいても歯質保存的な修復法が可能である．本章では，従来の鋳造修復の長所をいかし，かつ接着を応用した修復方法について紹介する．

2 コンポジットレジンによる裏装と窩洞形成

図7-1は大臼歯の遠心に生じた大きなう蝕である．このような場合，直接コンポジットレジンによる修復は操作が困難であり，間接修復を選択することが多い．修復物にもとめられる重要な要件は，形態の回復と咬合の確立であり，審美的に問題とならなければメタルインレーによる修復が適当であろう．

まず，う蝕を除去した後（図7-2），欠損部はボンディング材とコンポジットレジンを用いて埋めてしまう（図7-3）．この際に用いるコンポジットレジンは何でもよいが，筆者はコア用コンポジットレジン（クリアフィルフォトコア，クラレメディカル）を用いている（図7-4）．これによって切削面の保護と欠損部の裏装が完了する．しかし，これでは形態と機能の回復は不十分であるため，メタルインレーの窩洞形成を行う．この場合，窩洞は欠損の範囲に留め，コンポジットレジンの中に窩洞を形成する（図7-5）．

コア用コンポジットレジン
無髄歯のレジンコアの際に用いるコンポジットレジン．硬化様式から光重合型とデュアルキュア型がある．一般に，修復用コンポジットレジンに比べて，コア用コンポジットレジンの硬化深度は高い．また，デュアルキュア型コンポジットレジンでは，光の届かない場所でも化学的に硬化する利点がある．

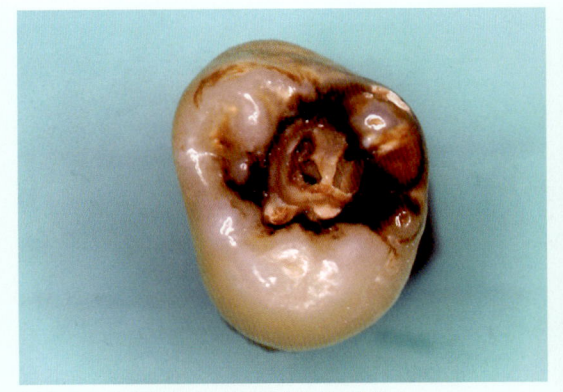

図7-1 大臼歯遠心部の広範囲なう蝕[1]

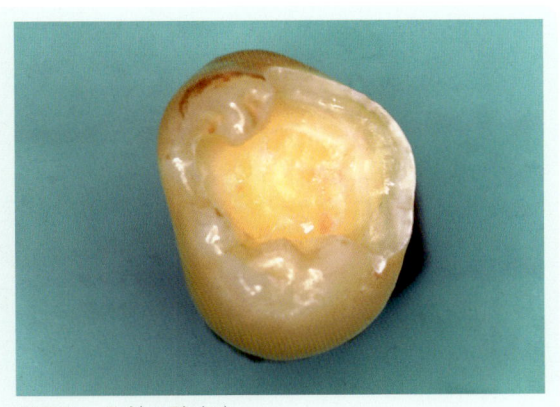

図7-2 う蝕の除去[1]

レジンセメントの分類
1）MMA系
①スーパーボンドC&B（サンメディカル）
②マルチボンド（トクヤマデンタル）

2）コンポジットレジン系
(1)デュアルキュア型
①パナビアフルオロセメント（クラレメディカル）
②ビスタイトⅡ（トクヤマデンタル）
③リンクマックス（ジーシー）
④リライエックス（3M－エスペ）
⑤インパーバデュアル（松風）

(2)化学重合型
①ケミエース（サンメディカル）

もし欠損部をグラスアイオノマーセメントによって裏装すれば歯質接着性は期待できず，窩洞形成においては歯質に保持，抵抗形態を求めてさらに健全歯質を削除する必要がある．しかし，コンポジットレジンによって裏装すれば，接着によってコンポジットレジンと歯質とが一体化され，コンポジットレジンは機械的強度も高いため，コンポジットレジン内に窩洞を設定できる．このため，健全歯質を削除することなく窩洞形成が可能である．最後にメタルインレーをレジンセメントを用いて接着すれば，メタルインレーにおいても歯質保存的な修復が可能となる（図7-6）．図7-7は，メタルインレー修復後に修復物を割断したところである．インレーの製作過程は，従来の鋳造修復に準じているが，修復のコンセプトはレジンコーティング法と同様であることがわかる[1]．

3　レジンセメントの選択基準

メタルインレーを装着する場合，接着性レジンセメントとしてスーパーボンドC&B（サンメディカル，以下スーパーボンドと称す）を多く使用している（図7-8）．スーパーボンドを選ぶ理由は，メタルインレーでは，セメントを光硬化させることができず，化学重合型レジンセメントを使用することになる．その中でスーパーボンドは多くの研究の蓄積があり，象牙質に対する接着について最も信頼性が高いからである[2]．

しかし，スーパーボンドの使用は，接着操作の煩雑さ，硬化時間の長さ，インレー体の浮き上がりなどの，さまざまな理由から使用を敬遠する向きもある．確かに他のセメントと比べて操作方法が異なるため，習熟することが必要である．以下に筆者が行っているスーパーボンドを用いた接着方法を紹介する．

4　スーパーボンドの使用法

すべての接着性レジンセメントと同様，スーパーボンドを使用する前に，窩洞内面とインレー体内面に対する前処理が必要である．コンポジットレジンによって裏装を行った場合，接着対象としては，エナメル質，象牙質，コンポジットレジンがあり，それぞれに対して前処理を選ばなければならない．しかし，臨床において3種類の異なった前処理を施すことは不可能に近い．実際にはグリーンの前処理材（10％クエン酸－3％塩化第二鉄水溶液）を用いてエナメル質に30秒間，象牙質に10秒間の処理を行っている（図7-9）．

メタルインレーの内面処理としては，まずアルミナサンドブラスト処理を行い，次に，金属接着性プライマーを塗布する．スーパーボンドを用いる場合，金属プライマーとしてはV-プライマー（サンメディカル）

グリーンの前処理材
10％クエン酸－3％塩化第二鉄水溶液で，エナメル質と象牙質に接着する際に用いる．エナメル質に対してのみに接着させる場合，オレンジの前処理材（65％リン酸）を使用する．

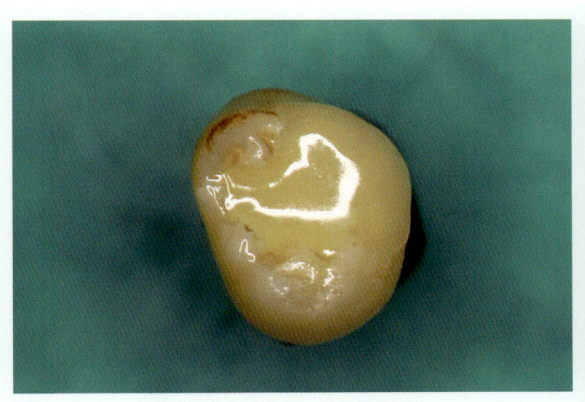

図7-3 コンポジットレジンによる裏装[1]

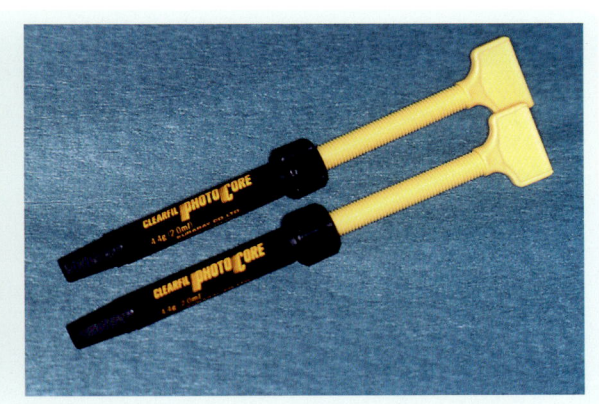

図7-4 クリアフィルフォトコア（クラレメディカル）

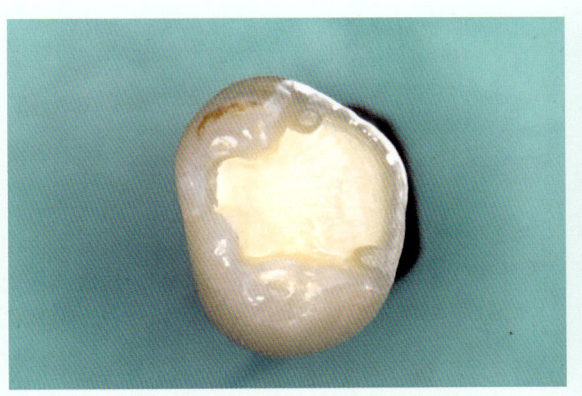

図7-5 コンポジットレジン内に窩洞形成を行う[1]

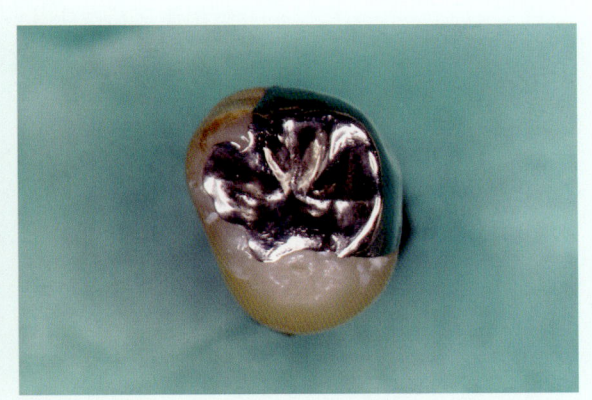

図7-6 メタルインレーによる修復（スーパーボンドC&Bで接着）[1]

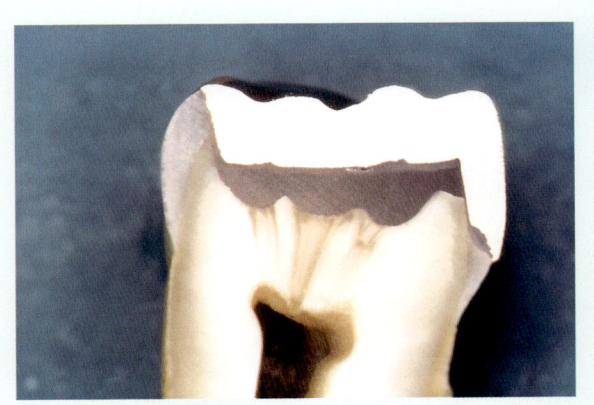

図7-7 修復物の割断面．修復はレジンコーティング法の応用である[1]

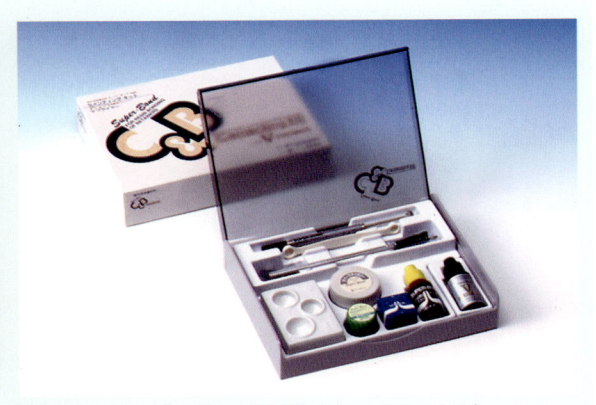

図7-8 スーパーボンドC&B（サンメディカル）

V-プライマー
アセトン溶媒でイオウ化合物モノマー（VBATDT）を含んだプライマー．金銀パラジウム合金など，各種貴金属合金の接着に有効である．

スーパーボンドステーション
温度を下げて，スーパーボンド混和後の操作時間をコントロールする．現在では保冷材で作られている．

を使用する．V-プライマーはアセトン溶媒で揮発性が高く，スポンジによる塗布または直接ボトルから修復物内面に滴下する（図7-10）．

スーパーボンドの使用法としては，筆積み法と混和法があるが，筆積み法では硬化時間が早くて皮膜厚さのコントロールも難しく，装着後のインレー体の浮き上がりの原因となる．そのため，メタルインレーの接着には，混和法を用いている．

スーパーボンドの操作時間を左右する因子として①粉液比，②モノマー液とキャタリストとの配合比，③使用する粉の種類，④混和時の温度などが考えられる[3]．

その中でも最も影響が大きいと思われるのは，混和時の温度管理である．筆者は混和時の温度を低く保つため，アルミ製のスーパーボンドステーションを使用している（図7-11）[4]．これを冷凍庫で冷やしておき，使用直前にとり出して，スーパーボンド専用の混和皿全体を冷やす．専用皿には温度表示もあり，それを目安にすることもできる．準備ができたら，まず，モノマー液とキャタリストを滴下する．筆者は業者指示通りモノマー液4滴とキャタリスト1滴で行っている．ディスポの筆を使ってよく混和した後，混和液（以下，活性化液）を窩洞に一度塗布して，表面をぬらすとよい．活性化液には，さらに粉を加えて筆を用いて混和する．筆者は，粉として余剰レジンの見やすさから，アイボリーを使用しており，粉の量としては計量カップ（小）の8～9分目くらいが適当である（図7-12）．

スーパーボンドにはラジオオペークやアイボリーオペークなど，数種類の粉があり，これらを用いるとさらに操作時間は延長される．しかし，オペーク用の粉を使用する場合，硬化初期（もち状期）のセメント性状はそれぞれ異なるため，あらかじめその感触を確かめておく必要がある．混和したセメントは，窩洞に挿入してインレー体をセットする．さらにセメントのはみ出しの除去には，ぬらした綿球を用いて拭くようにしてとると，容易に除去でき，セメントの硬化を阻害しない（図7-13）．隣接面の余剰セメントの除去には，デンタルフロスを用いる（図7-14）．最後に探針を用いてマージンをチェックし，硬化を待つ．スーパーボンドの1日後の接着強さは非常に高いが，接着直後では十分に重合が進んでおらず，その接着強さは低い[5]．そのため，接着して半日ぐらいは，強く咬合させないように，患者に指導する必要がある．さらに必ず再度来院させ，必要に応じて超音波スケーラーなどを用いてはみ出しを探索，除去する．

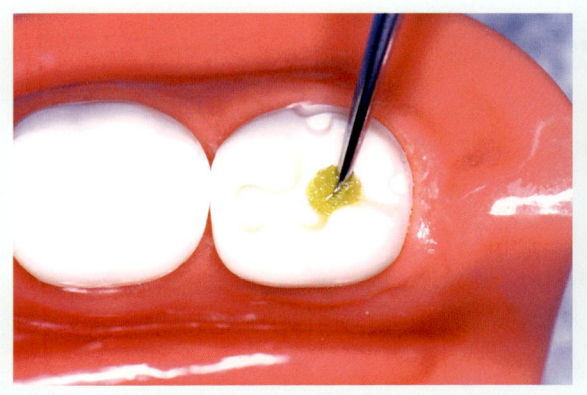

図7-9 10％クエン酸―3％塩化第二鉄水溶液（グリーン）による窩洞の前処理

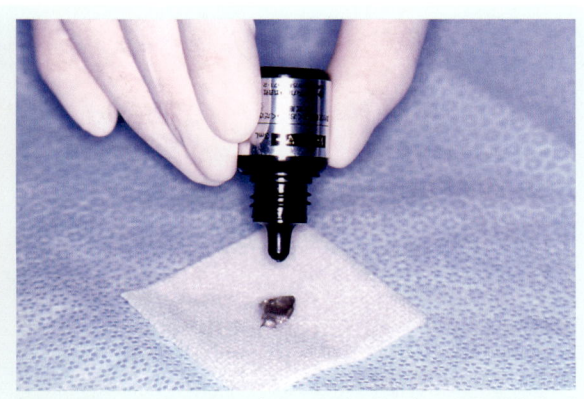

図7-10 V-プライマー（サンメディカル）によるメタルインレーの内面処理

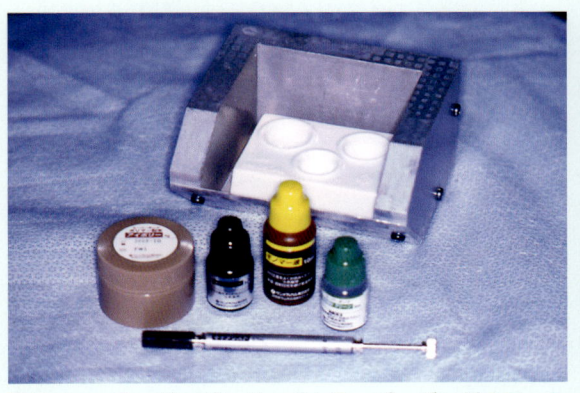

図7-11 スーパーボンド一式とスーパーボンドステーション

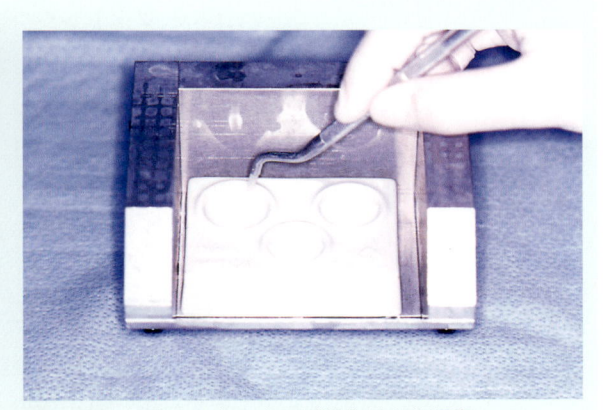

図7-12 粉（アイボリー）と活性化液とを混和

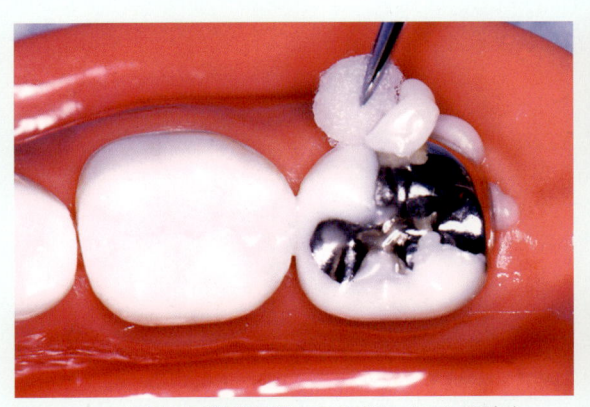

図7-13 ぬらした綿球を用いて余剰セメントの除去

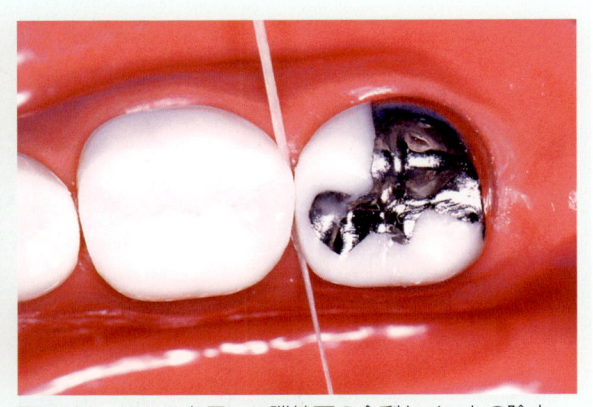

図7-14 フロスを用いて隣接面の余剰セメントの除去

7 歯質保存的なメタルインレー修復

5 MIのコンセプトに基づくメタルインレーの臨床例

以下にメタルインレーで修復した症例を示す．患者は，右下第三大臼歯の疼痛を訴えて来院した（図7-15）．診査したところ頬側歯頸部歯肉縁下に探針が深く入るう窩があり，う窩の開拡およびう蝕除去を行ったところ，う蝕は頬側面全体に広がり，咬合面のアマルガム充填も除去した（図7-16）．頬側歯肉の状態は悪く，う蝕は歯肉縁下に及んでおり，直接コンポジットレジンによる修復は困難であったため，メタルインレーによる間接修復法を選択した．すなわち，クリアフィルメガボンドとクリアフィルフォトコアを用いて露出した象牙質面を保護し，コンポジットレジンによる裏装を行い，1日目の治療を終了した（図7-17）．次回来院時には，痛みはなく，頬側歯肉の状態も著しく改善していたため，コンポジットレジン内に窩洞形成を行い（図7-18），印象採得し，メタルインレーを作製した（図7-19）．

次回来院時にインレー体をスーパーボンドにて接着した（図7-20）．

本症例においては，健全歯質を全く削除することなく窩洞形成を終了したため，メタルインレーの症例にもかかわらず，麻酔を行うことなく，治療することができた．

6 おわりに

これまでの鋳造修復の歴史は長く，幾多の研究を積み重ねて確立されてきたが，残念ながらその過程では接着の考え方はなかった．特に後方臼歯の修復においては，依然として金属に対する信頼は高く，メタルフリー修復の需要が高まった今日においても，必要な修復法である．

接着を積極的に利用すれば，メタルインレー修復も歯質保存的な修復法としてより有効に活用できると考えている．

（二階堂　徹）

メタルインレー体内面の処理
①サンドブラスト処理：50μmのアルミナ粉末を使用し，金属表面に付着した汚れを除去し，凹凸を形成して接着面積を増やす．
②金属接着性プライマー塗布：金合金，金銀パラジウム合金に反応性の高い機能性モノマーとアセトン，エタノールなどの溶媒からなる．

文　献

1) 二階堂徹，他：接着を臨床に生かすための窩洞形態，ザ・クインテッセンス，Year Book '99，52～59，1999．
2) 吉田圭一，他：各種合着用セメントの諸性質，補綴誌，39(1)：35～40，1995．
3) 竹山守男：スーパーボンドC&Bをクラウンブリッジ装着に使用することの是非　スーパーボンドC&Bの適切な使用法　メーカーよりのインフォメーション，接着歯学，11(3)：177～179，1993．
4) 渡邊竜登美，他：4-META/MMA-TBBレジンの操作可能時間を延長させるための一考案（第2報）　スーパーボンドステーションの改良について，接着歯学，15(2)：134～140，1997．
5) Burrow MF, et al.：Early bonding of resin cements to dentin-effect of bonding environment, Oper Dent, 21(5)：196～202, 1996.

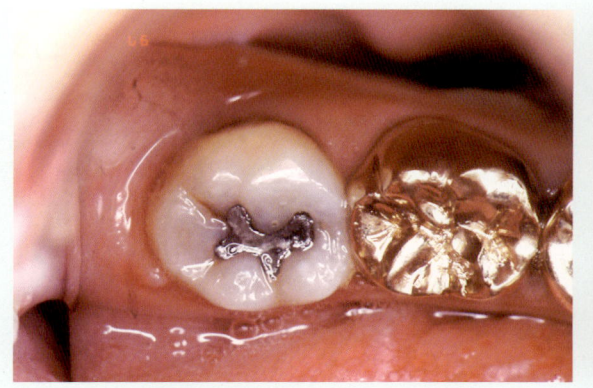

図7-15　患者は第三大臼歯の歯痛を主訴に来院

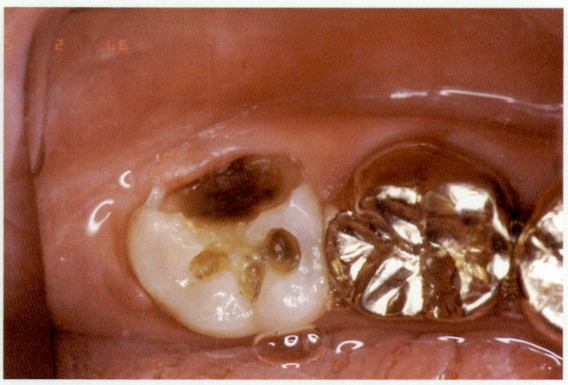

図7-16　う蝕の除去．う蝕は頰側面の広範囲に及んでいた

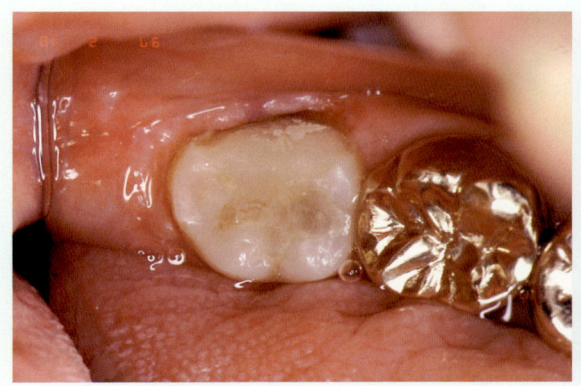

図7-17　コンポジットレジンによる裏装（クリアフィルメガボンドとクリアフィルフォトコア，クラレメディカルを使用）

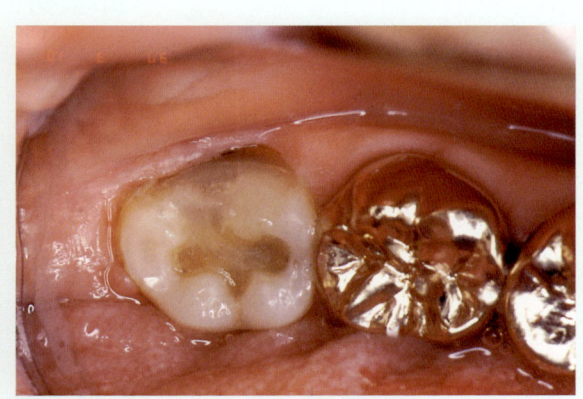

図7-18　コンポジットレジン内に窩洞形成

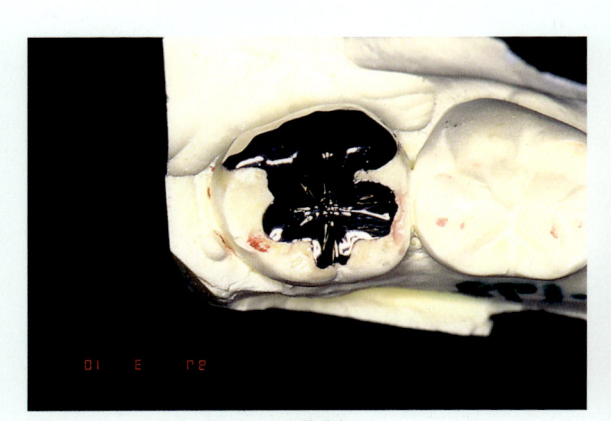

図7-19　メタルインレーの作製

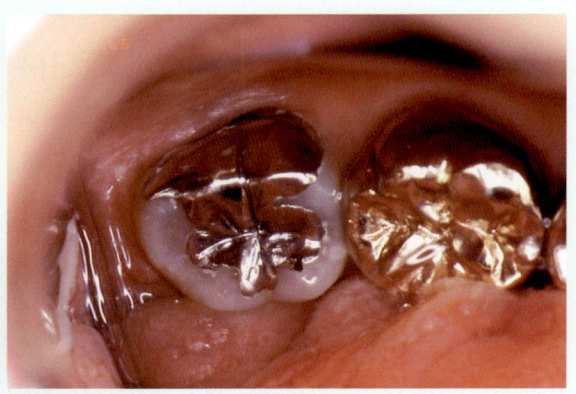

図7-20　スーパーボンドC&B（サンメディカル）によりインレー体を接着

7　歯質保存的なメタルインレー修復　59

8 コンポジットレジンインレーの接着

1 はじめに

レジンコーティング法を応用した間接修復法では，う蝕の治療を①う蝕の除去と②欠損部の形態の回復とに区別して考えることができる．ここでは，近年需要の高い歯冠色修復法の一つであるコンポジットレジンインレーをめぐって，その考え方と臨床術式，特にレジンコーティング後の接着に及ぼす諸因子とレジンセメントの接着について解説する．

2 印象材

レジンコーティング後の印象採得では，寒天──アルジネート連合印象を行っている．これは印象材とコーティング面とのなじみがよく，確実な印象採得と模型作製が行え，レジンセメントの接着に影響を及ぼさないためである（図8-1）[1, 2]．

一方，シリコーンラバー印象材を用いる場合には，注意が必要である．コーティング面表層の未重合層は印象材の重合を阻害して印象面のあれの原因となり，正確な模型の作製が困難となる[2]．さらに印象材がコーティング面に付着してレジンセメントの接着を阻害する原因となる[1]．

この傾向は，付加型シリコーンラバー印象材とプロテクトライナーFとの組合せで特に強く，注意が必要である（図8-2）．

このようなトラブルを避けるためには，印象採得前にコーティング面をアルコール綿球によって十分に清拭して未重合層を除去する．

3 仮封材

レジンコーティングを行った場合，仮封材の選択は重要である．筆者は，レジンコーティング法の窩洞の仮封では，水硬性仮封材であるキャビットG（3M-ESPE）を用いている（図8-3）．図8-4は，各種仮封材がレジンセメントとコーティング面との接着強さに及ぼす影響を示す．その結果，レジンコーティング後の仮封材としてキャビットGが最もすぐれていた[3]．一方，非ユージノール系仮着材（テンポラリーパック，ジーシー）やカルボキシレート系仮着材（HY-ボンドテンポラリーセメント，松風）は，その後の接着性に影響を及ぼさない．

しかし，レジン系仮封材（プラストシール，歯科薬品工業；デュラシール，Relient Dental；ファーミット，Vivadentなど）は，コーティン

コーティング材と印象材との相性
レジンコーティング後の印象材として寒天──アルジネート連合印象が最適．付加型シリコーンラバー印象材の場合，コーティング面の未重合層の徹底除去が必要．

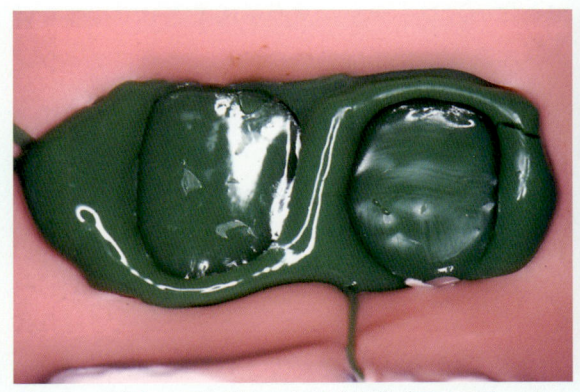

図8-1 寒天——アルジネート連合印象(アロマファイン，ジーシー)で採得した印象面．コーティング面に未重合層が残っていてもきれいな印象がとれる(左；プロテクトライナーF，クラレメディカル，右；SBコート，サンメディカル)[2]

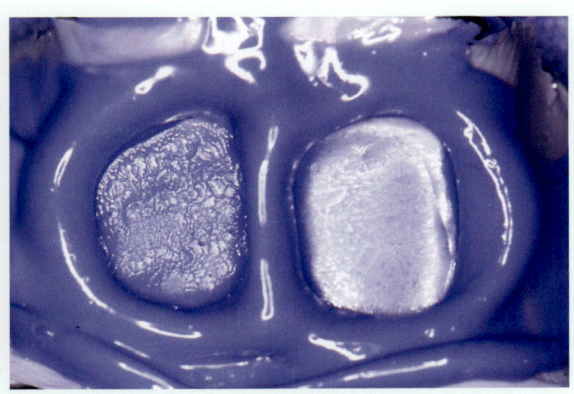

図8-2 付加型シリコンラバー印象材(エグザファイン，ジーシー)で採得した印象面．コーティング面に未重合層があると印象面があれるため危険(左；プロテクトライナーF，クラレメディカル，右；SBコート，サンメディカル)[2]

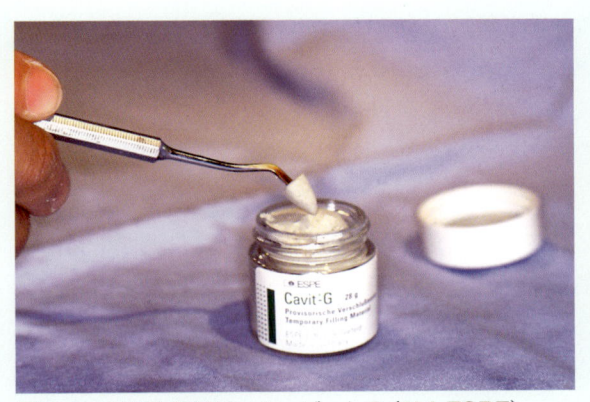

図8-3 水硬性仮封材，キャビットG(3M-ESPE)

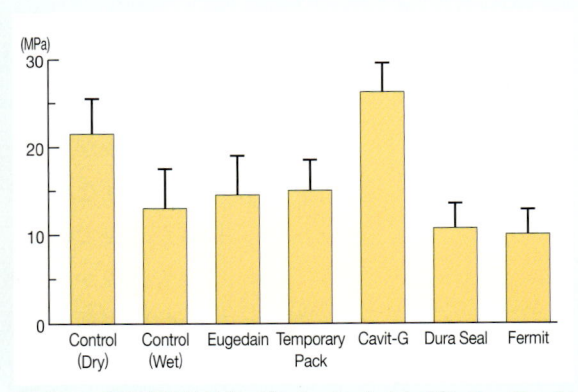

図8-4 各種仮封材がレジンセメントとレジンコーティング面との接着に及ぼす影響(MPa)[3]

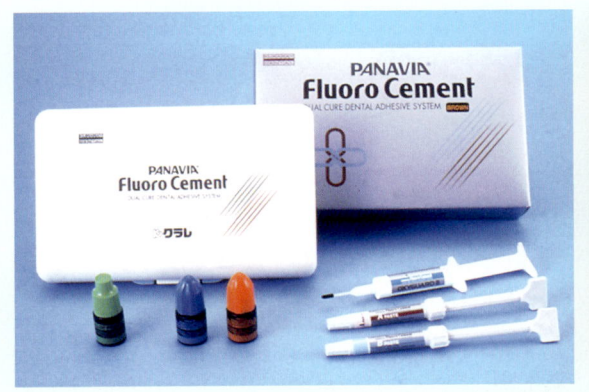

図8-5 パナビアフルオロセメント(クラレメディカル)

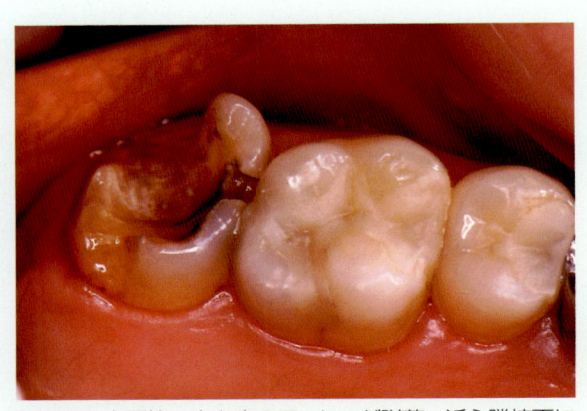

図8-6 上顎第二大臼歯のアンレーが脱落．近心隣接面にう蝕が認められる

8 コンポジットレジンインレーの接着 61

グ面と反応して付着してしまい，コーティング面を汚染させて接着を低下させる原因となるため，これらの使用は禁忌である．さらにユージノール系仮封材は，一般に重合を阻害することが知られており，レジンセメントの接着に悪影響を及ぼす恐れがあり使用を控えた方がよい．

4　レジンセメントの選択基準

　コンポジットレジンインレーは，メタルインレーと比べて脆いが，レジンセメントを用いて接着させ，インレー体と歯質とを一体化させれば相互の補強効果によって咬合にも耐えることができる．現在のレジンセメントは，重合方式からデュアルキュア型と化学重合型に分類できるが，デュアルキュア型レジンセメントは光照射によって重合が加速し，接着の初期から比較的高い接着強さが得られる[4]．一方，化学重合型レジンセメントの硬化はゆっくり進むため，接着直後には高い接着は期待できない．コンポジットレジンインレーの装着では，まずレジンセメントを用いてインレー体を窩洞に接着し，その後に咬合調整を行うことが多い．その際，修復物には過度の力が加わることも予想され，もし接着が不十分であれば，接着が破壊されて，修復物の破折や辺縁漏洩などを引き起こし，予後が不良となろう．

　このような事故を防ぐためには，修復物をセットした直後から十分な接着が必要である．デュアルキュア型レジンセメントは，光照射によって接着直後から比較的高い接着が期待できること，フィラーを含み機械的な強度が高く，咬合面のセメントラインの耐摩耗性が要求される部位に適しているなどの点から，コンポジットレジンインレーの装着には，デュアルキュア型レジンセメントを使用している．以下にパナビアフルオロセメント（クラレメディカル，図8-5）を用いたレジンインレーの接着手順を紹介する．

5　コンポジットレジンインレーの接着術式

　図8-6に，上顎第二大臼歯をコンポジットレジンインレーにより修復した症例を示す．患者はメタルインレーの脱落を主訴に来院した．診査の結果，第二大臼歯近心隣接面にう蝕が認められ，さらに第一大臼歯遠心部にもう蝕が発見された．まず，無麻酔下でう窩の開拡とう蝕の除去を行った（図8-7）．次に接着操作の準備のため，ラバーダム防湿を行った（図8-8）．

　第一大臼歯の窩洞は小さく，コンポジットレジンによる直接充填が可能と判断したが，第二大臼歯の窩洞は大きく，直接修復するのは困難なため，レジンコーティングによる間接コンポジットレジン修復を選択し

デュアルキュア型レジンセメント
代表的なものとして，以下の材料がある．
①パナビアフルオロセメント（クラレメディカル）
②ビスタイトⅡ（トクヤマデンタル）
③リンクマックス（ジーシー）
④リライエックス（3M－エスペ）
⑤インパーバデュアル（松風）

コンポジットレジンやポーセレンに対する接着の前処理
①サンドブラスト処理：汚れの除去，架橋性ポリマーの除去
②リン酸処理：汚れの化学的除去
③シラン処理：コンポジットレジンのフィラーやポーセレンとの反応

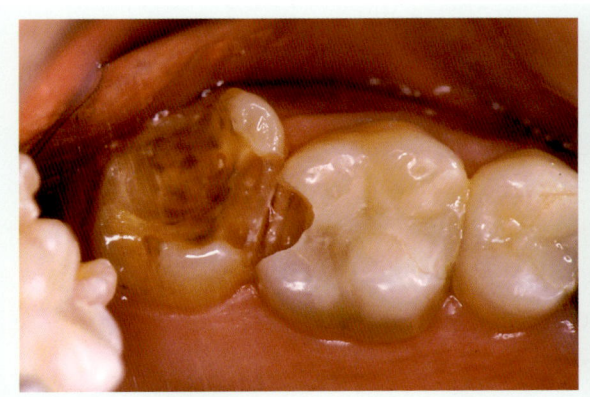

図8-7　う蝕の除去

図8-8　ラバーダム防湿

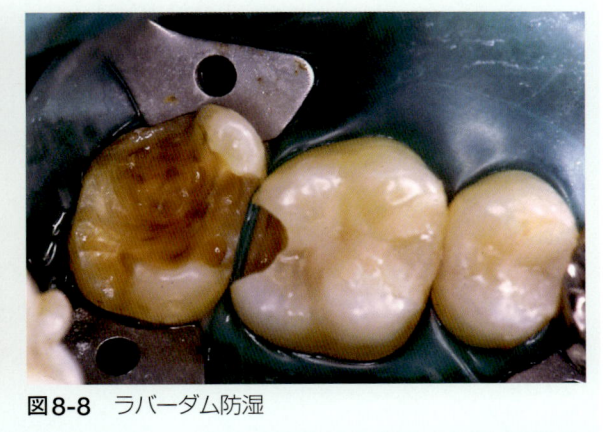

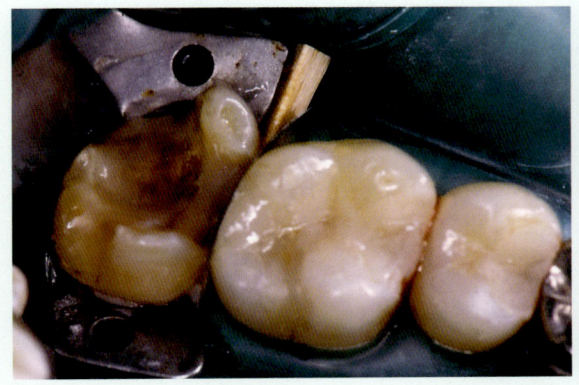

図8-9　右側第一大臼歯をコンポジットレジンにより修復．右側第二大臼歯をクリアフィルメガボンドとプロテクトライナーによりコーティング

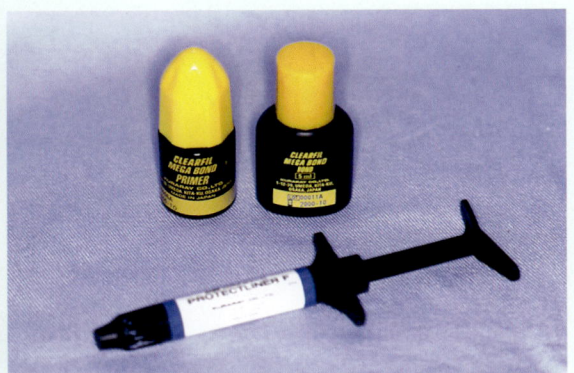

図8-10　コーティングに用いたボンディング材と低粘性レジン（クリアフィルメガボンド：上，プロテクトライナー：下，クラレメディカル）

た．まず，第一大臼歯遠心部に金属マトリックスを挿入し，クサビで固定し，クリアフィルメガボンドとクリアフィルAP-X（クラレメディカル）を用いてコンポジットレジン修復を行った．

　次に第二大臼歯に対して，レジンコーティングを行った（図8-9）．コーティングには，クリアフィルメガボンドとプロテクトライナーFを用いた（図8-10）．ラバーダム除去後，コンポジットレジン修復を仕上げ，研磨した後，寒天―アルジネート連合印象を行った（図8-11）．さらに通法どおりパラフィンワックスを軟化して咬合採得を行った．仮封は，水硬性仮封材であるキャビットG（3M-ESPE）を用いた（図8-12）．図8-13，14は石膏模型とエステニア（クラレメディカル）で製作したコンポジットレジンインレーである．う蝕除去の範囲が，すなわち窩洞の範囲であり，健全歯質の切削は一切行っていない．

　次回来院時には，まず仮封を除去して窩洞の清掃を行う．これには探針を用いて除去し，必要に応じて超音波スケーラーやエアーポリッシャーなどを用いる．超音波スケーラーでは，コーティング面を傷つけない

シランカップリング材

代表的なシランカップリング材として，γ-メタクリロキシプロピルトリメトキシシラン（γ-MPTS）があり，エタノールなどの溶媒に溶かし，使用時には酸性プライマーなどと混ぜて活性化させる．

シランカップリング材は，酸性条件下で加水分解してシラノール基を生じ，ガラスやシリカ表面の水酸基（－OH）と反応して安定なシロキサン結合（Si－O－Si）を形成する．さらにシランカップリング材の一端は，反応性の二重結合（C=C）を有するため，レジンセメントと重合してフィラー表面と接着する．

ように注意する．しかし，すでにコーティング層によって象牙質面は保護されているため，これらの器具を用いても患者が痛みを訴えることはない．

さらにアルコール綿球を使って，細かい付着物やプラークなどを清拭して除去する（図8-15）．コンポジットレジンインレーを窩洞に試適後，インレー体内面の処理と窩洞内の処理を行う．インレー体内面は，リン酸を塗布後，水洗して，汚れを除去し，さらに内面のシラン処理を行う（図8-16～18）．窩洞内面の処理として，リン酸処理後（図8-19），レジンセメント付属のプライマーを塗布してコーティング面とセメントとのぬれをよくし，さらに接着界面での重合性の向上を期待する（図8-20，21）．その後，パナビアフルオロセメントを用いて接着する（図8-22）．レジンセメントが完全に硬化してからのバリの除去は，非常に難しいため，バリの除去はセメントが完全硬化する前に行う．

筆者は，修復物を窩洞に確実に挿入した後に照射器のチップを2～3センチ離して約5秒間，光照射を行い，はみ出したセメントの重合を進めて，バリの除去を行っている．こうすることで合着用セメントと同じ感覚でバリとりが可能である．

6 おわりに

レジンコーティング法を用いたコンポジットレジンインレーの修復術式について紹介したが，修復材料としてポーセレンを用いた場合の接着手順も同じである．メタルフリー修復は，患者の審美的な要求の高さから今後，さらに普及すると考えられるが，欧米を中心とした審美修復では，メタル修復以上に歯質を削除して修復する傾向があり，筆者はこれを非常に危惧している．メタルフリーという言葉に惑わされることなく，MIと審美を調和させるためにもレジンコーティング法が重要である．

（二階堂　徹）

文　献

1) 中野　恵，他：印象材が象牙質レジンコーティング面とレジンセメントとの接着に及ぼす影響，接着歯学，17：198～204，1999．
2) 高野由佳，他：印象採得後のレジンコーティング面の肉眼的およびSEM観察，接着歯学，19(2)：117～124，2001．
3) 二階堂徹，他：仮封材がデュアルキュア型レジンセメントと低粘性レジンとの接着に及ぼす影響，歯材器，12(6)：655～661，1993．
4) Burrow MF, et al.：Early bonding of resin cements to dentin-effect of bonding environment, Oper Dent, 21(5)：196～202, 1996.

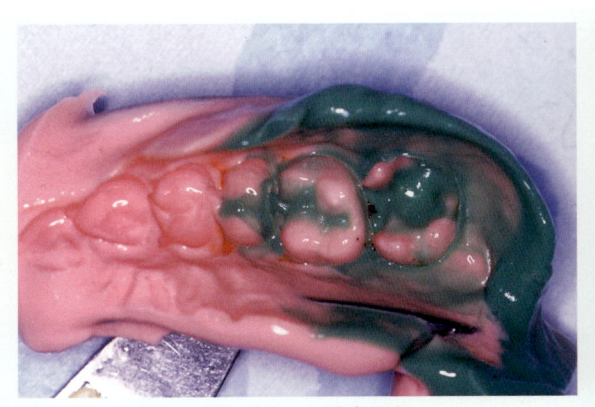

図8-11 寒天──アルジネート連合印象

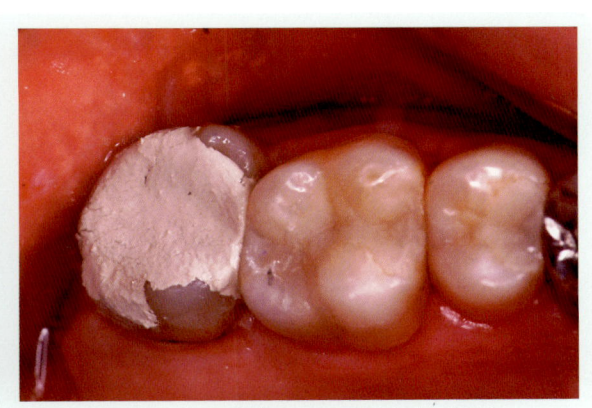

図8-12 キャビットG（3M-ESPE）により仮封

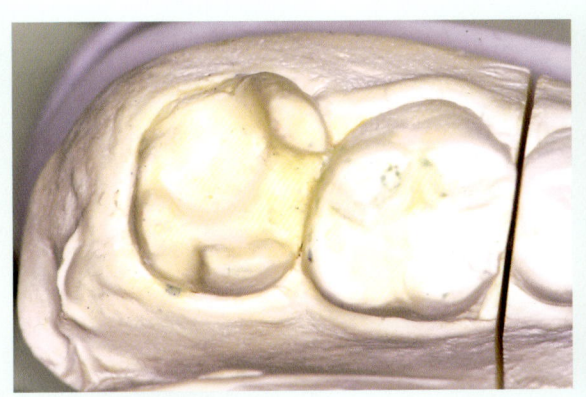

図8-13 石膏模型

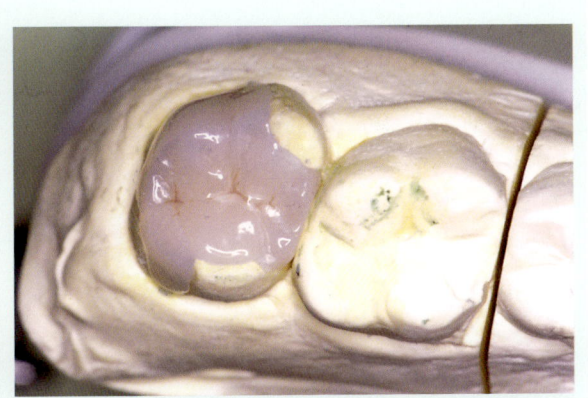

図8-14 エステニア（クラレメディカル）により製作したコンポジットレジンインレー

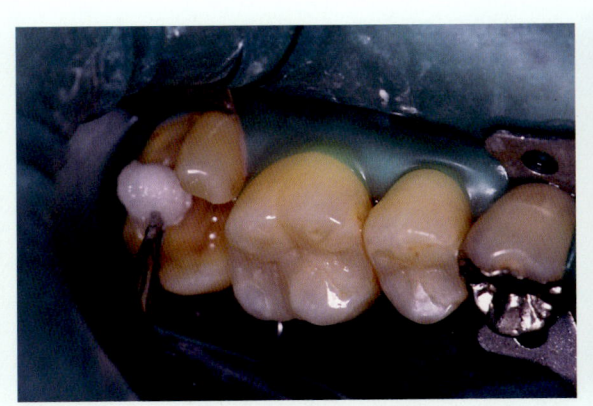

図8-15 コーティング面の仮封材を除去し，アルコール綿球により清拭

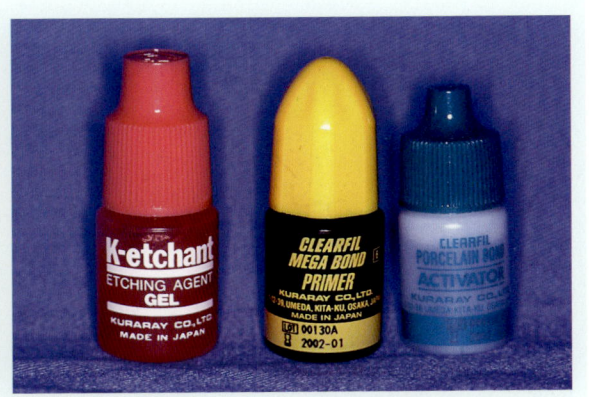

図8-16 リン酸（K-エッチャント，クラレメディカル）とシラン処理材（クリアフィルメガボンドとクリアフィルポーセレンアクチベーターとを混和，クラレメディカル）

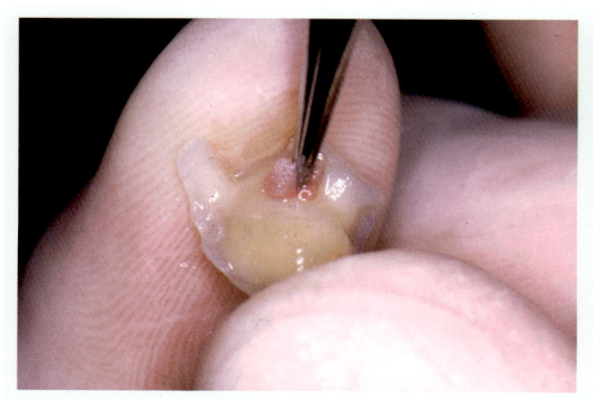

図8-17 インレー体内面のリン酸処理（K-エッチャント，クラレメディカル）

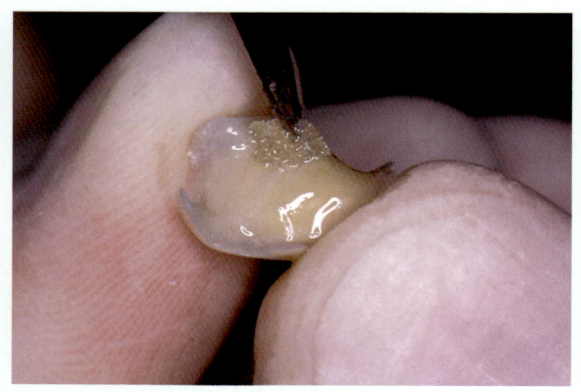

図8-18 インレー体内面のシラン処理
クリアフィルメガボンドとクリアフィルポーセレンアクチベーター（クラレメディカル）を混和塗布

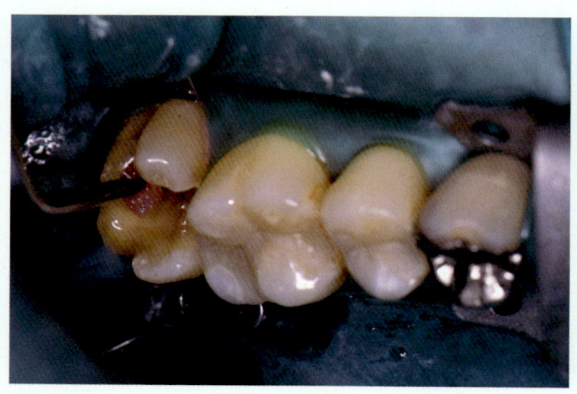

図8-19 コーティング面のリン酸（K-エッチャント）による清掃

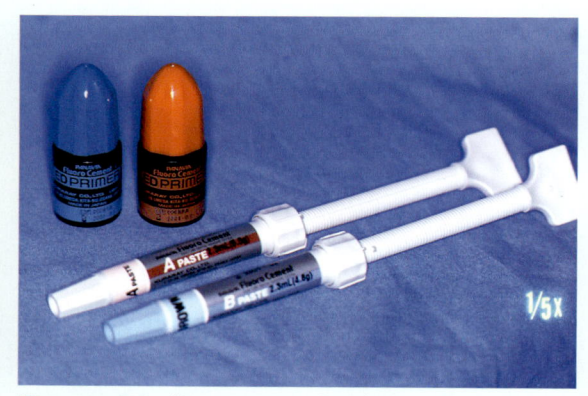

図8-20 EDプライマーⅡとパナビアフルオロセメントのペースト（クラレメディカル）

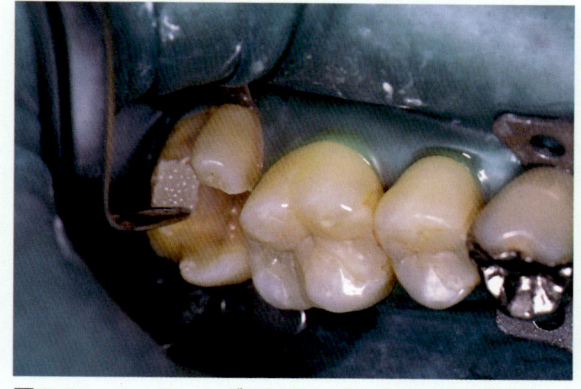

図8-21 コーティング面にEDプライマーⅡを塗布

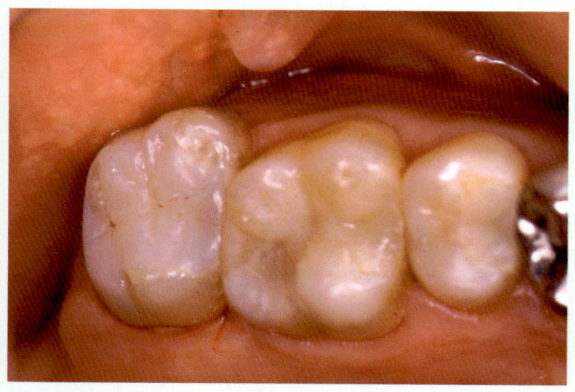

図8-22 余剰セメントの除去後，光照射して硬化させる

8 コンポジットレジンインレーの接着

9 口腔内で直接コンポジットレジンブリッジ

1 はじめに

歯の欠損に対するアプローチは，これまで間接修復によって行われるのが一般的であった．しかしSaitoら[1]は，接着を生かした直接コンポジットレジンブリッジについて，多くの臨床例を手がけ，良好な結果を報告している．直接法の利点は，間接修復に比べ，歯質の削除量が少なく，1回の処置によって完了できる点である．直接コンポジットレジンブリッジは，これまでの保存，補綴の範疇を超えているが，これも接着の進歩がこのような治療をも可能にした結果である．ここでは最も歯質保存的な欠損部補綴としての直接コンポジットレジンブリッジについて，その作製術式について紹介したい．

2 直接コンポジットレジンブリッジとは

歯周疾患，歯根破折，根管治療の予後不良などで不幸にして抜歯となるケースがある．このような場合，一般にその後の処置としてブリッジや義歯による欠損補綴を行うことが多い．しかし，欠損部の両隣在歯が健全歯であったり，逆に支台歯が歯周病で予後に不安があるようなケースでは，補綴処置による切削に躊躇するものである．

直接コンポジットレジンブリッジの適応症は，このようなケースの中で，欠損部位が前歯，小臼歯にあって比較的咬合の負担が少なく，口腔内での修復処置が可能なものと考えている．

本法の臨床的な意義は，健全エナメル質をほとんど削除することなく，欠損補綴が可能で，しかも動揺歯を支台歯として用いれば，歯の長期延命を兼ねることができることなどである[1]．術式の基本は，直接コンポジットレジン修復であり，接着の対象の大部分はエナメル質である．

直接コンポジットレジンブリッジ
欠損部に対して，直接コンポジットレジンを用いて口腔内でブリッジを作製する方法．間接法に比べて，歯質削除量が少なく，1回の処置で完了できる．

3 非研削エナメル質に対する接着

エナメル質に対する接着の歴史は長く，1950年代にすでにエナメル質に対するリン酸エッチングの効果についての報告がある[2]．一方，象牙質に対するリン酸エッチングはダメージが大きく，よりマイルドな前処理材の研究，開発が行われてきた．象牙質に対しても良好な接着が可能になったのは，1990年代のプライマーの登場からであり，その後のセルフエッチングプライマーシステムの開発によって，象牙質に対してダメ

エナメル質の接着
エナメル質の接着は，酸によって脱灰されてエナメル質表層に凹凸構造（蜂の巣様構造）ができ，そこにレジンが染み込んでレジンタグを形成することによって生じる．

ージが少なく，かつ高い接着性が得られるようになった．

セルフエッチングプライマーは，リン酸に比べ，酸性度は低いものの，最近のセルフエッチングプライマーシステムの研削エナメル質に対する接着性は，非常によいことがShimadaら[3]によって報告されている．一方，Kanemuraら[4]は，非研削エナメル質に対するコンポジットレジンの接着性について検討した結果，非切削エナメル質に対してはリン酸処理が必要であると報告している（図9-1）．したがって，コンポジットレジンブリッジを接着させる場合，両隣在歯のエナメル質は，表層部を一層研削し，さらにリン酸でエッチングした方が確実である．

4 直接コンポジットレジンブリッジの作製法

以下に直接コンポジットレジンブリッジの作製手順を示す．

図9-2は，上顎側切歯の欠損である．はじめに，エナメル質表面をカーボランダムポイントや研磨用プラスチックストリップスを用いて一層削除する（図9-3）．確実な接着操作のためには，ラバーダム防湿を行い，以下の接着操作を行う．まず，エナメル質表面に30秒間リン酸エッチングを行う（図9-4）．その後，ボンディング材を塗布する（図9-5）．エナメル質の場合，ボンディング材層は薄くても良好な接着が得られる．一方，ボンディング材を厚くすると将来的にボンディング材の着色の原因となる．

次に，フロアブルレジンを塗布して光照射して硬化させる（図9-6）．フロアブルレジンは，充填用コンポジットレジンとボンディング材との中間的な性質をもつため，ブリッジに加わる応力を分散させて破折しにくい構造にする役割がある．さらにフロアブルレジンは，1μm以下のフ

フロアブルレジン
シリンジから直接流し込むことのできる低粘度のコンポジットレジン．シリンジから直接修復部位に応用が可能なため，操作性が良い．また，研磨性にも優れる．

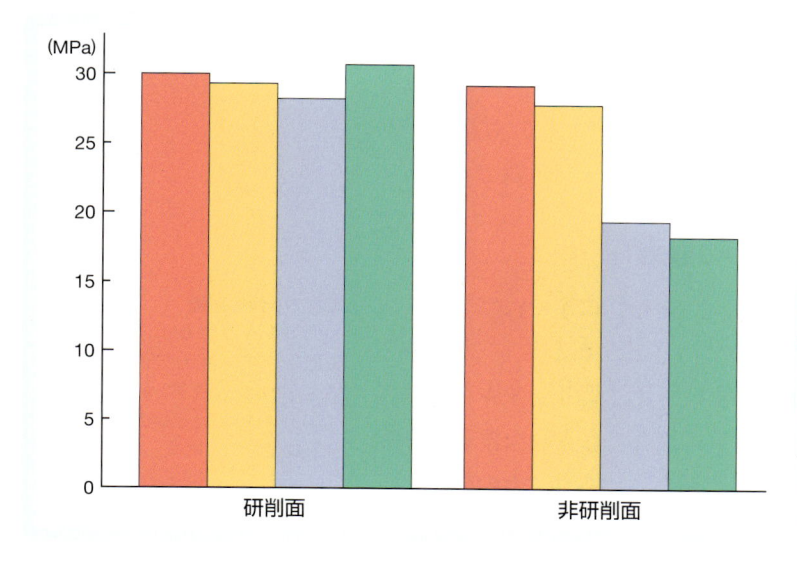

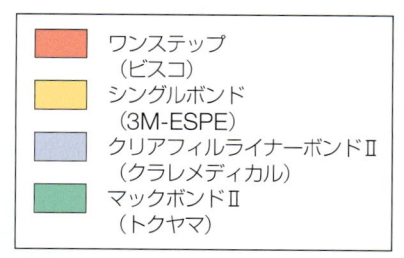

図9-1 コンポジットレジンの切削，非切削エナメル質に対する接着強さ（MPa）[4]．ワンステップ（ビスコ）とシングルボンド（3M-ESPE）はリン酸処理，クリアフィルライナーボンドII（クラレメディカル）とマックボンドII（トクヤマ）はセルフエッチングプライマー処理である

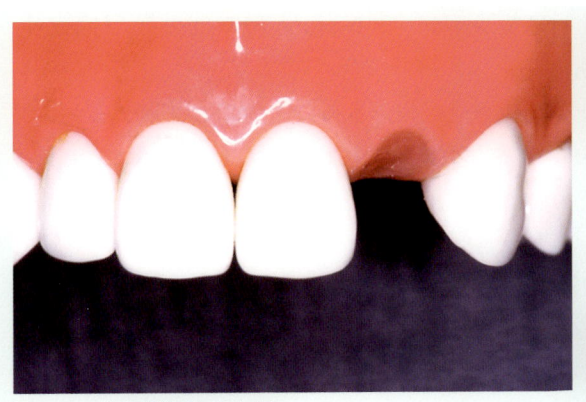

図9-2　上顎側切歯の欠損

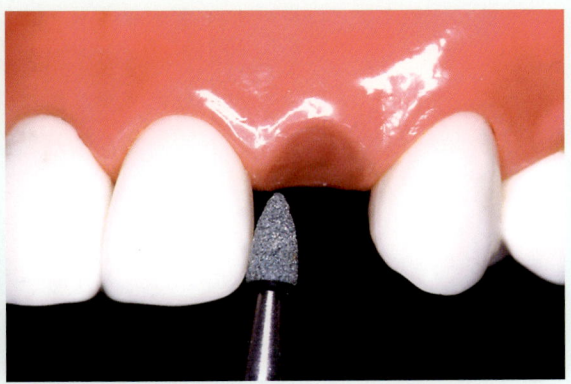

図9-3　カーボランダムポイントにより隣在歯のエナメル質を一層削除

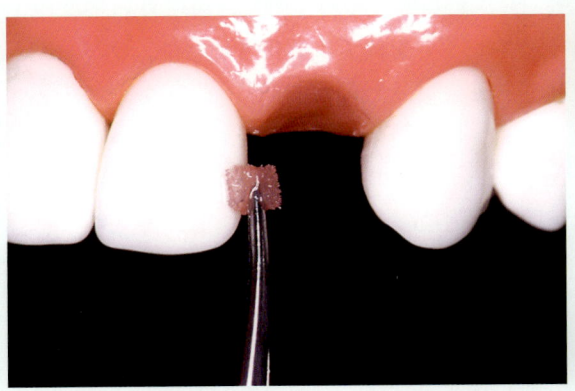

図9-4　リン酸（K-エッチャント，クラレメディカル）によるエッチング

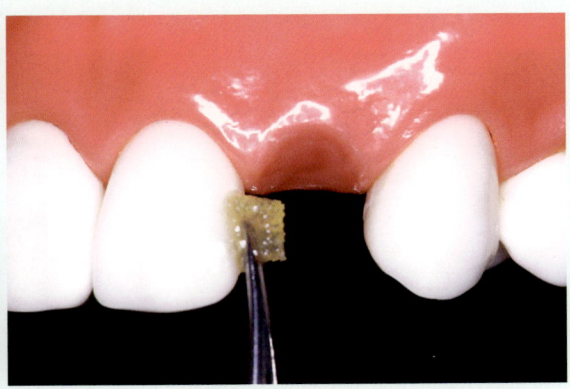

図9-5　ボンディング材（クリアフィルメガボンド，クラレメディカル）の塗布

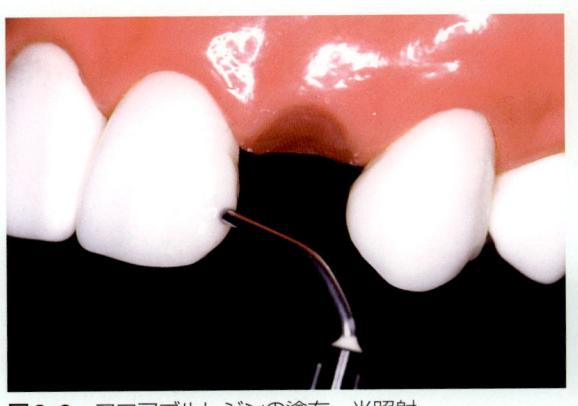

図9-6　フロアブルレジンの塗布，光照射

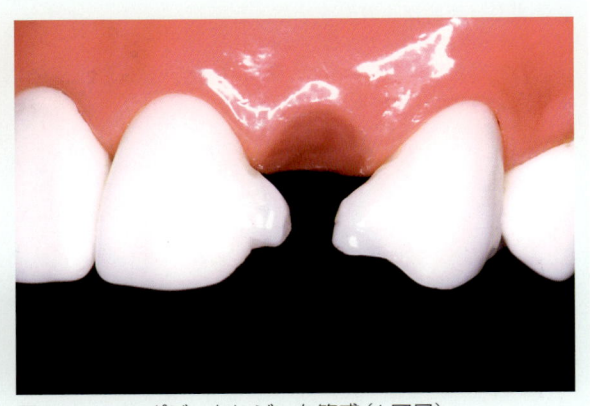

図9-7　コンポジットレジンを築盛（1回目）

9　口腔内で直接コンポジットレジンブリッジ

ィラーを含み，盛り上げるコンポジットレジンが滑りにくく，付形がしやすいという利点もある．

フロアブルレジンを光硬化させた後，さらに充塡用コンポジットレジンを両隣在歯から盛り上げる（図9-7）．このとき，1回目のコンポジットレジンは左右から盛りあげるが，真ん中で繋げることなく光硬化させる．これによってコンポジットレジンの重合収縮は自由面によって補償され，接着界面への影響はない．次の一塊で左右のコンポジットレジンを繋げて光硬化させる（図9-8）．

この後，歯冠部の築盛に入るが，この作製の最も困難な部位はポンティックの基底面である．したがって，筆者はまずポンティック基底面の形態を決定してから歯冠上部を築盛することにしている（図9-9）．

最後に両隣接面との移行部を滑沢に仕上げるため，再度フロアブルレジンを流している（図9-10）．充塡操作の終了時に，再度頰舌側から十分に光照射してコンポジットレジンを確実に硬化させた後，ラバーダムをはずして咬合調整，形態修正，仕上げ研磨を行う（図9-11，12）．

5　直接コンポジットレジンブリッジの臨床例

図9-13は，左上顎側切歯を歯根破折のために抜歯し，経過観察を行っていた患者である．その間，患者にはテンポラリークラウンをスーパーボンドで両隣在歯と接着して固定していた．患者は，その後の補綴処置のために歯質を削ることを望んでおらず，最小限の切削による修復処置としてコンポジットレジンによるブリッジを選択した．

まず，歯面をポリッシングペーストで研磨し，エナメル質表面をプラスチックストリップス（＃600，井上アタッチメント）を用いて研削した．次にラバーダム防湿を行って，リン酸処理後，クリアフィルメガボンドを塗布，さらにフロアブルレジン（ユニフィルフロー，ジーシー）を塗布した．歯冠部は充塡用コンポジットレジン（クリアフィルAP-X，クラレメディカル）を用いて歯冠形態を盛り上げて作製した後，隣在歯との接合部分をフロアブルレジンで整えた（図9-14）．その後，ラバーダムを除去して形態修正，仕上げ研磨を行った（図9-15，16）．

直接コンポジットレジンブリッジの症例は，これまでに歯周疾患で補綴困難な前歯（図9-17）や小臼歯（図9-18）などで挑戦しているが，Saitoら[1]の報告と同様にいずれも経過は良好であり，直接コンポジットレジンブリッジは，歯質保存のためにも非常に有効な方法であると考えられる．

ポリッシングペーストとプラスチックストリップス

ポリッシングペーストを用いて歯面に付着したプラーク，ペリクルを除去し，新鮮面を露出させる．プラスチックストリップスは，エナメル質表層部を一層削除して，接着性向上のために用いる．

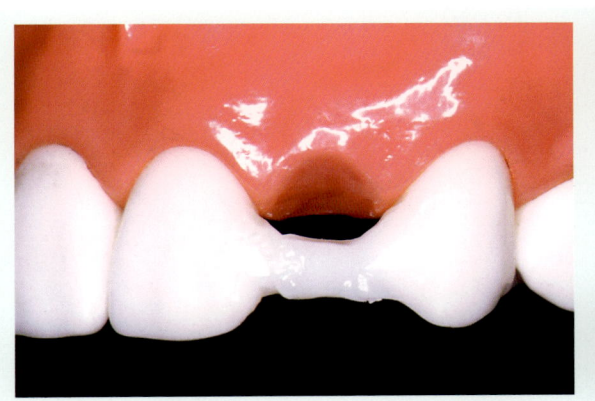

図9-8　コンポジットレジンを築盛して繋げて光照射

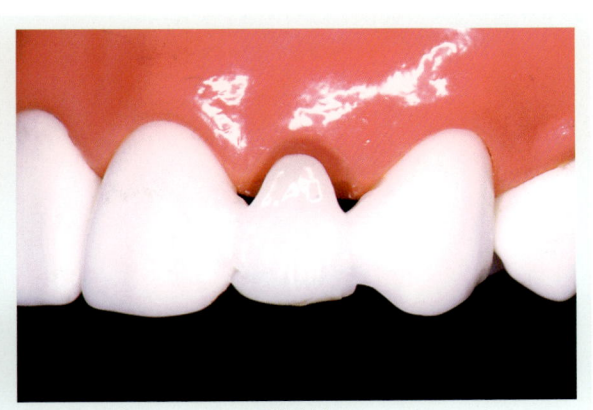

図9-9　ポンティックの形態付与

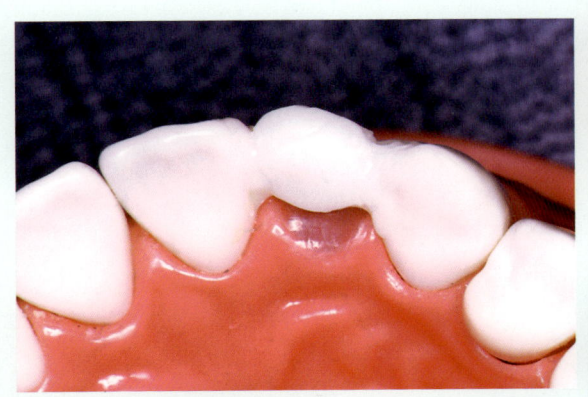

図9-10　隣在歯との移行部にフロアブルレジンを流す

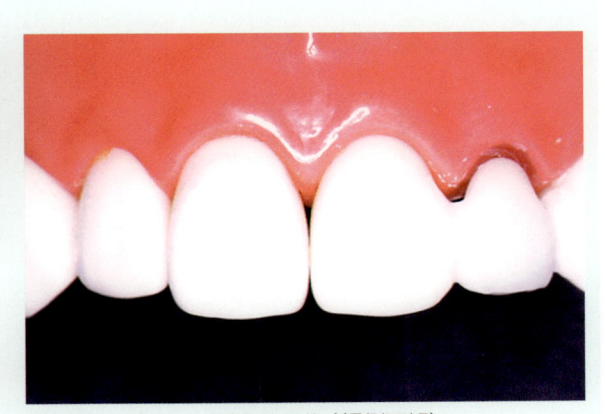

図9-11　仕上げ，研磨終了後（頬側面観）

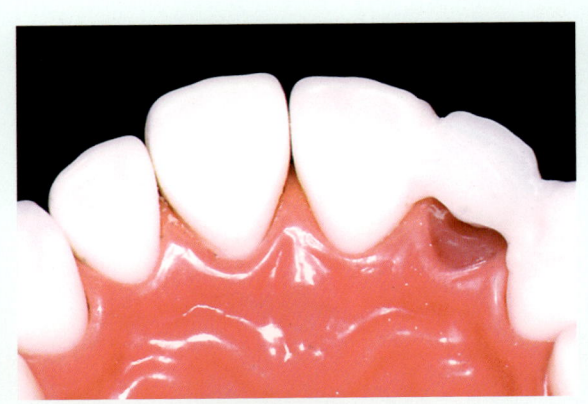

図9-12　仕上げ，研磨終了後（咬合面観）

9　口腔内で直接コンポジットレジンブリッジ

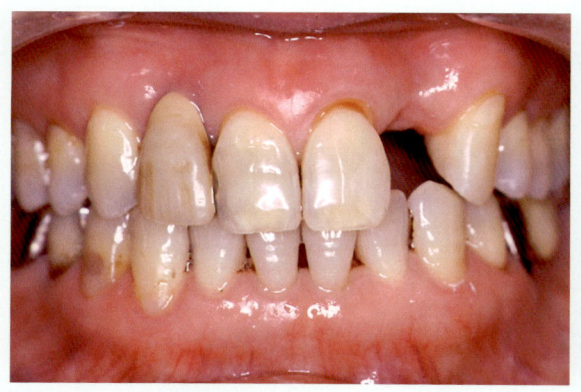

図9-13 左上顎側切歯の欠損

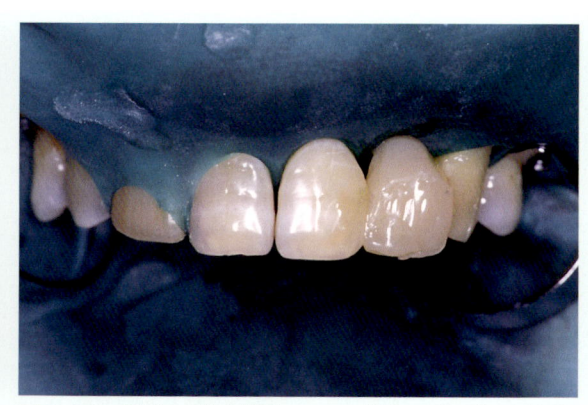

図9-14 ラバーダム防湿し，コンポジットレジンを築盛

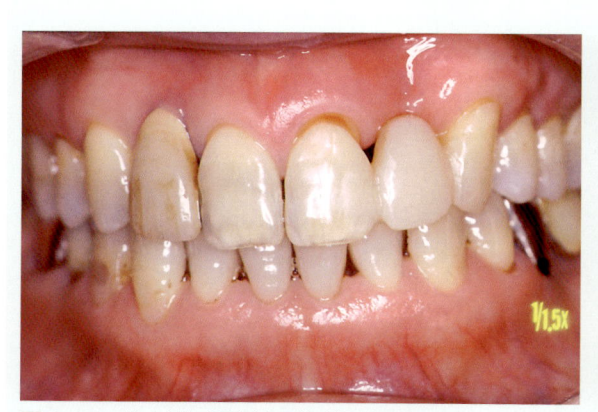

図9-15 仕上げ，研磨終了後（頬側面観）

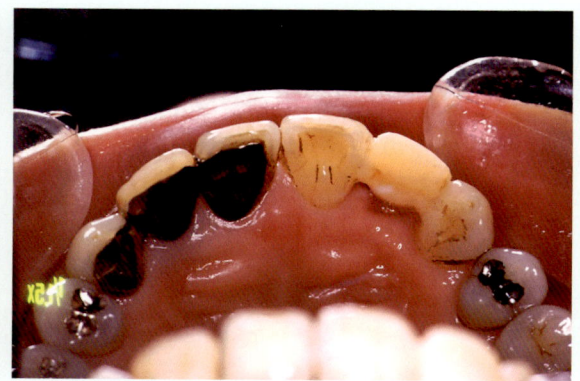

図9-16 仕上げ，研磨終了後（咬合面観）
反体側の同名歯に接着ブリッジが装着

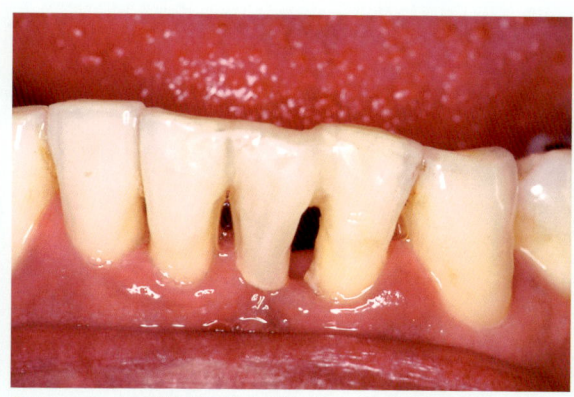

図9-17 左下顎中切歯欠損でコンポジットレジンブリッジで修復したケース（1年後）

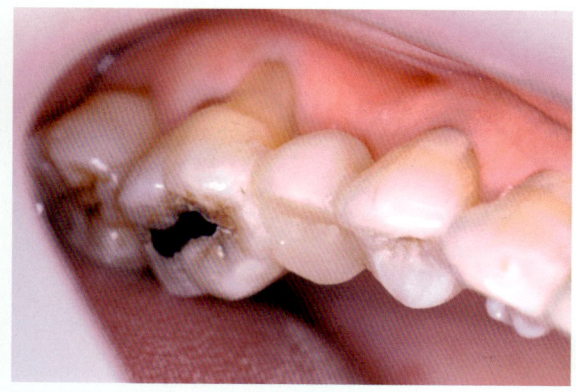

図9-18 右上第二小臼歯欠損でコンポジットレジンブリッジで修復したケース（6カ月後）

6 おわりに

　直接コンポジットレジンブリッジの考え方と術式について紹介した．最近，メタルフリー修復の分野では，臼歯部におけるファイバー強化型コンポジットレジンブリッジなども臨床応用されている．しかし，このような修復法には長期の臨床報告が非常に少なく，エビデンスに乏しいのが現状である．

　本章でとりあげた症例についても今後，さらに臨床経過を追い，使用材料や術式についても検討してゆくつもりである．

（二階堂　徹）

文　献

1) Saito S, et al. : The clinical application and significance of the resin composite bridge, Adhesive Dentistry, 19(6)：332, 2002.
2) Buonocore MG. : A simple method of increasing the adhesion of acrylic filling materials to enamel surfaces, J Dent Res, 34(6)：849〜853, 1955.
3) Shimada Y, et al. : Effects of regional enamel and prism orientation on resin bonding, Oper Dent, 28(1)：20〜27, 2003.
4) Kanemura N, et al. : Tensile bond strength to and SEM evaluation of ground and intact enamel surfaces, J Dent, 27(7)：523〜530, 1999.

10 ラミネートベニア修復

1 はじめに

　歯を削ることは患者にとってたいへん不快なことである．また近年のMI（Minimal Intervention）の考え方の浸透により，術者にとっても歯の削除，特に健全象牙質の削除は大きな精神的負担となっている．しかし従来の修復方法ではセメントの嵌合力により修復物を維持するため，好むと好まざるとにかかわらず，一定量以上の歯の削除が必要であった．

　接着性レジンやシランカップリング剤，ポーセレンやその築盛焼成法の進歩により可能になったのがラミネートベニア修復である．支台歯形成は基本的にエナメル質内であり，従来からの修復法を一変する術式として定着している．ラミネートベニア修復はMI時代に即した臨床といえるだろう．

2 ラミネートベニア修復とは

　ラミネートベニア修復のラミネート（Laminate）とは「薄い板状のもの」の意味をもつ．ラミネートベニア修復は，薄い板状の修復物であるラミネートシェルを，外観にふれる前歯，小臼歯に接着し，審美性を回復する方法である．形成は原則的にはエナメル質内で行うが，象牙質を全く露出させないのは多くの症例で不可能である．

　ラミネートベニア修復にはコンポジットレジン（直接法），硬質レジンやハイブリッドセラミックス（間接法）を使用する方法も存在するが，天然歯に近い質感や接着性，耐摩耗性等の理由から，ポーセレンを用いたポーセレンラミネートベニア修復法が主流である．

3 ラミネートベニア修復の適応症と禁忌症

　ラミネートベニア修復法は適正な症例に対し正しく施術すれば，その他の修復法以上に術後のトラブルは少ない．ただし逆に適応を誤るとトラブルを招きやすい修復法でもある．

1◆適応症
(1)変色歯，着色歯（基本的に充填物のないもの）
・テトラサイクリン等の抗生剤投与などに起因するもの
・遺伝性のもの
・カルシウム，ビリルビンなどの代謝異常によるもの

ラミネートベニア修復の由来
かつてハリウッドで映画撮影のために暫間的に用いられた修復法．支台歯形成量が少ない修復法として見直され，臨床に定着した．接着のみにより維持される修復法である．

(2)エナメル質内での広範囲のう蝕

(3)発育異常歯（矮小歯，軽度のエナメル質形成不全歯）

(4)軽度の位置異常（正中離開，捻転歯）

(5)主にエナメル質内での破折歯

(6)被蓋の改善（軽度のオープンバイトに対するエロンゲーション）

2◆禁忌症

(1)切端咬合

(2)緊密咬合

(3)実質欠損が大きい歯（う蝕，充填物，破折などによる歯の実質欠損）

(4)著しい叢生

(5)異常習癖

4 ラミネートベニア修復の利点欠点
（メタルボンドクラウンと比較して）

1◆利点

(1)歯質の削除量が少ない（原則的にはエナメル質内）

(2)上顎前歯ではアンテリアガイダンスを損なわない（舌側を形成しないため）

(3)麻酔の必要がない症例がほとんどである

(4)メタルを用いないため，天然歯に近い色調表現が可能

(5)歯肉に対するメタルの影響がない

(6)術後疼痛，冷水痛などの不快事項の発生が少ない

2◆欠点

(1)強度の変色，着色歯では透明感の表現が難しい

(2)オーバーカントゥアーになりやすい

(3)ポーセレンシェルの製作に高度な技術を要する

(4)接着操作が難しく，時間を要する

アンテリアガイダンス
上顎前歯舌側面に存在する，各患者固有の形態．下顎前歯切縁が上顎前歯舌側面上を滑走することにより各患者固有の下顎前方運動路が生まれる．

5 臨床術式

以下にハイブリッドセラミックス（図10-1～10）とポーセレン（図10-11～20）を用いたラミネートベニア，各1症例を示す．

6 おわりに

ラミネートベニア修復は歯の上皮であるエナメル質を除去しない，すばらしい修復方法であり，材料の進歩がそれを可能にした．本法は接着が命であり，正しい知識と正しい術式が求められる．

テトラサイクリンによる患者がある程度の年齢に達したため，ラミネートベニアの症例数はかつてより少なくなっている．しかし歯は削って

しまうと二度と再生しないことを考えると，適応症であれば全部被覆冠にしてしまう前に，ラミネートベニアを修復の第一選択と考えるのがよいだろう．

（高橋　英登，遠山　佳之）

● ハイブリッドセラミックス『エステニア』を用いたラミネートベニア修復例

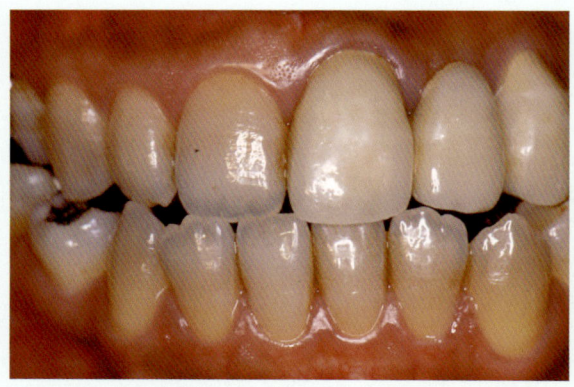

図10-1　上顎左側にはメタルボンドクラウンが装着されている．患者は右側と左側の色調の差とカントゥアーの差による審美不良を主訴に来院した．本症例では無形成でラミネートベニアを製作，装着することにより審美回復を行うことにした

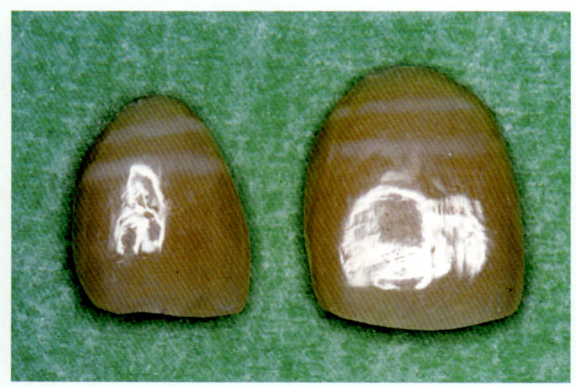

図10-2　ハイブリッドセラミックス，エステニア（クラレ）を用いてラミネートシェルを製作した

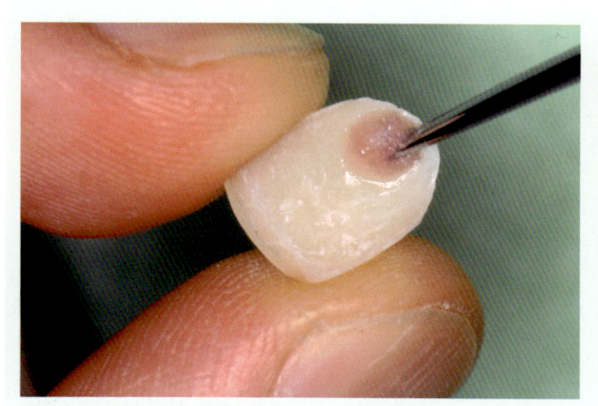

図10-3　シェルの試適後，シェル内面をリン酸（エナメル質用のエッチング剤）にて洗浄し，接着阻害因子を除去した．この後の水洗を十分に行わないと，エッチング剤中の増粘剤が新たな接着阻害因子となってしまう

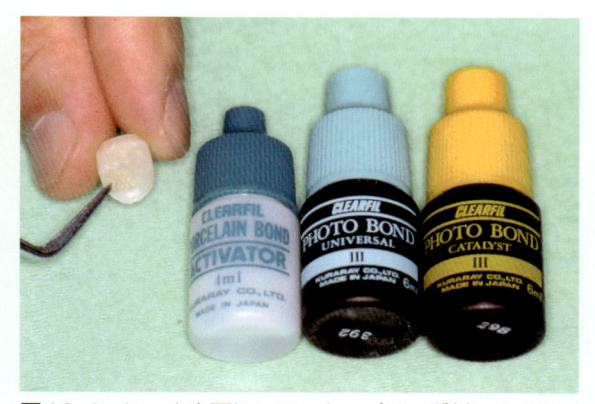

図10-4　シェル内面にシランカップリング剤によるシラン処理を施した．これによりエステニア被着面表層のフィラーにレジンが接着するようになる．シランカップリング剤はメーカーによって1液性のものから2液あるいは3液を混合して活性化させる製品がある

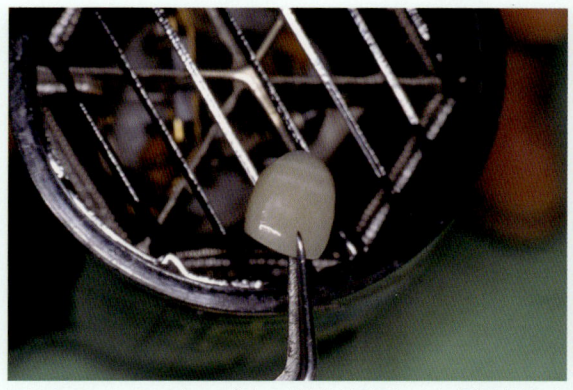

図10-5 シランカップリング剤は加温により活性が高まることが知られている．チェアサイドにヘアドライヤーを用意し，シェルに塗布したシランカップリング剤を加温（80℃，20秒）した．ただし市販の製品は加温しなくても必要な能力は発揮する

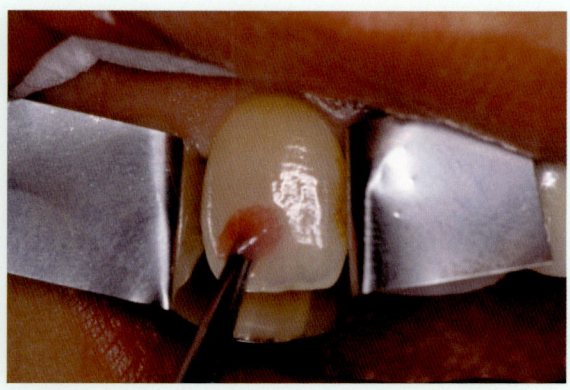

図10-6 支台歯は無形成なので，被着面は全面エナメル質である．隣在歯との間に隔壁としてメタルストリップスを使用し，エナメル質のリン酸エッチングを行った

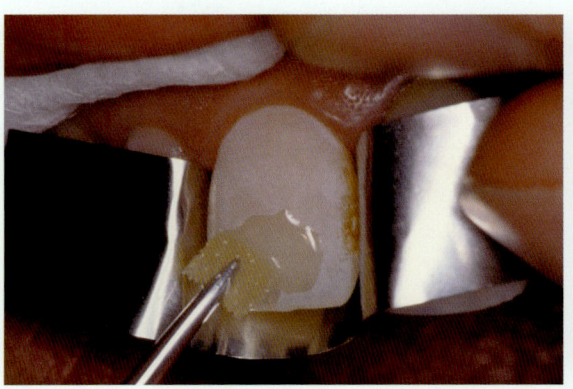

図10-7 十分な水洗後，ボンディング剤を塗布し，光重合させた．この時ボンディング剤が隣在歯にできるだけ流れないように，エアブローの方向に注意する

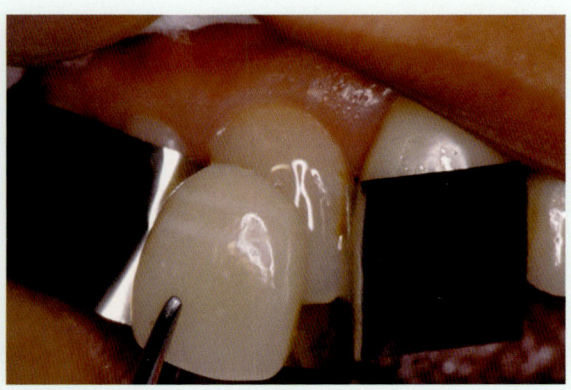

図10-8 支台歯とシェル内面にクラパールDC（低粘度コンポジットレジン：クラレ）を塗布し，シェルを支台歯に注意深く圧接する

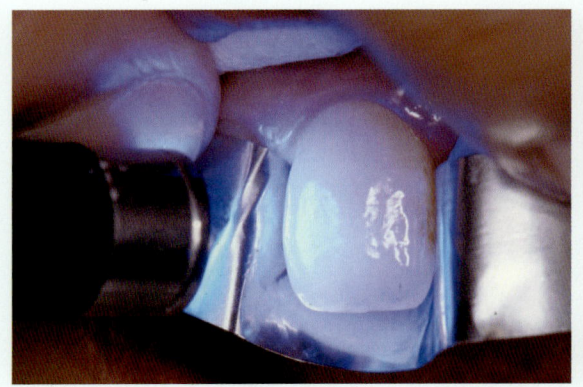

図10-9 筆を用いて余剰レジンを除去した後，光照射によりレジンを重合させた．この時，できればシェルが動かないように，ピンセット等でおさえながら照射したほうがよい

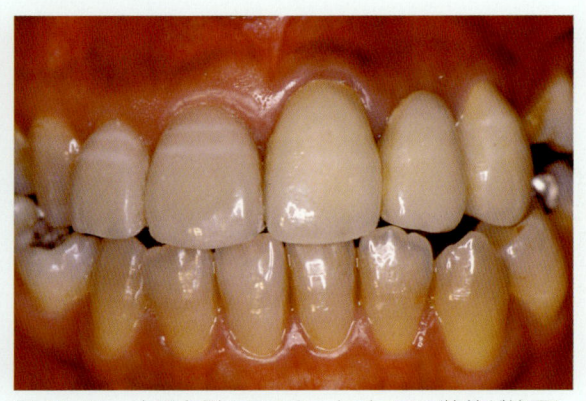

図10-10 上顎右側のラミネートベニアの装着が終了した

10 ラミネートベニア修復

●ポーセレンを用いたラミネートベニア修復例

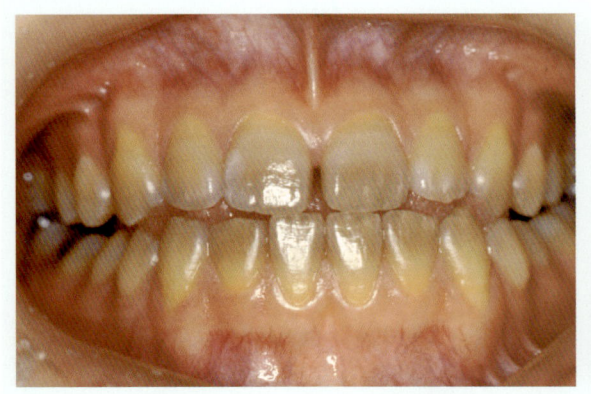

図10-11 患者はテトラサイクリンによる着色と，正中離開による審美不良を主訴に来院した．患者の希望により上下前歯部にポーセレンラミネートベニア修復を行うことになった

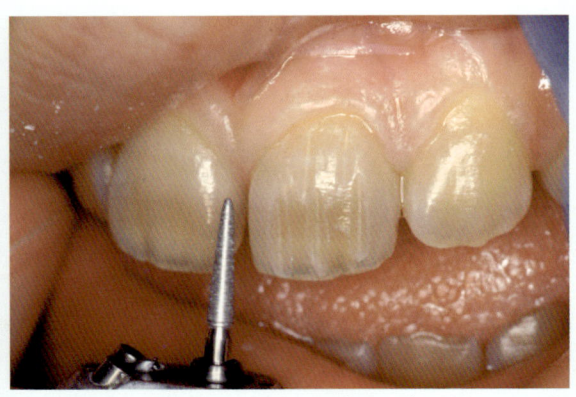

図10-12 上顎中切歯にガイドグルーブを付与した．無麻酔下の形成であればエナメル象牙境に近づくと患者は疼痛を訴えるため，術者への警告となる

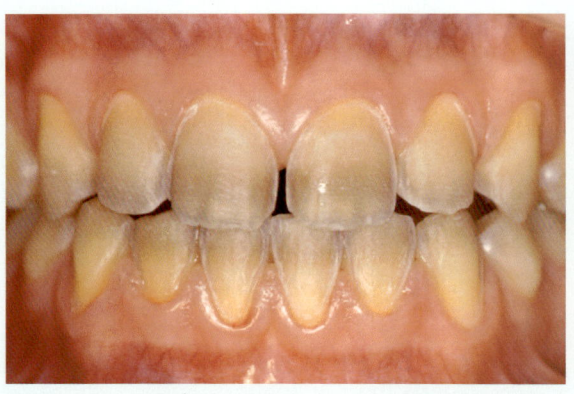

図10-13 上下ポーセレンラミネートベニアの支台歯形成が終了した．必要なら即時重合レジンでテンポラリークラウンを製作し，少量の瞬間接着材等を用いて装着するが，多くの症例では不要である

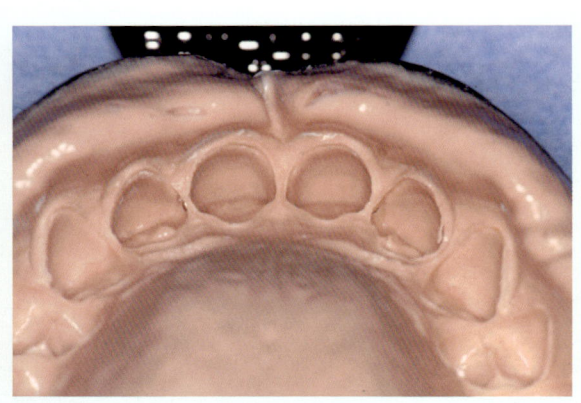

図10-14 シリコーン印象材を用いて印象採得を行った．石膏は膨張量の少ない超硬石膏を用いたほうがよい

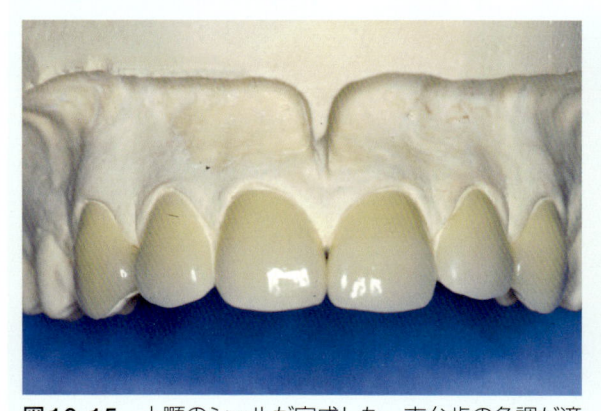

図10-15 上顎のシェルが完成した．支台歯の色調が適度に透過するように透明感を持たせている．逆に支台歯の着色が強い部分には下地の色を多めに遮断するように，マスキングデンチン（オペーク性の強い象牙色）を用いている

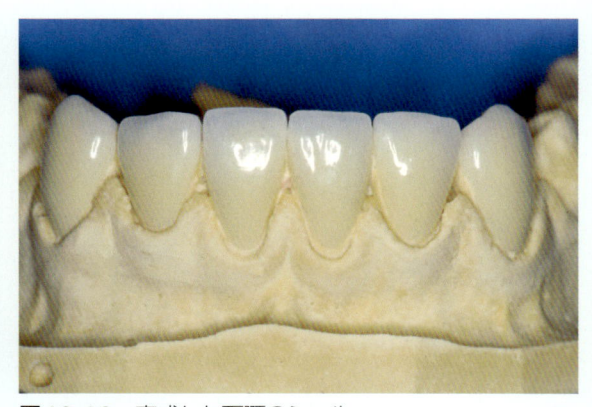

図10-16 完成した下顎のシェル

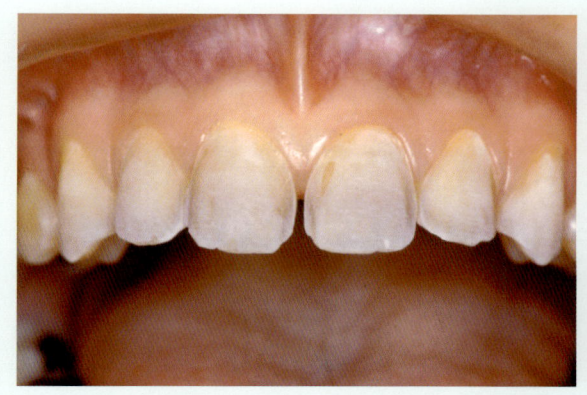

図10-17 支台歯のリン酸エッチングを行った．近遠心や歯頸部付近には象牙質が露出する場合が多い．ここには使用する接着材に適合した象牙質保護接着システムを用いる

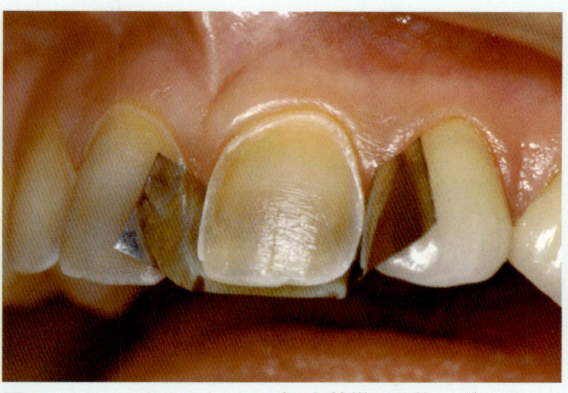

図10-18 メタルストリップスを装備した後，ボンディングを行った．ボンディング剤は十分にエアブローしないとシェルに浮き上がりを生ずる

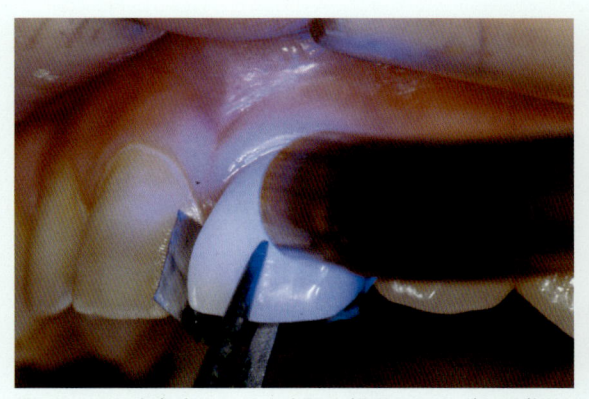

図10-19 支台歯とシェル内面に松風ラミナボンド（低粘度コンポジットレジン）を塗布し，シェルを装着した

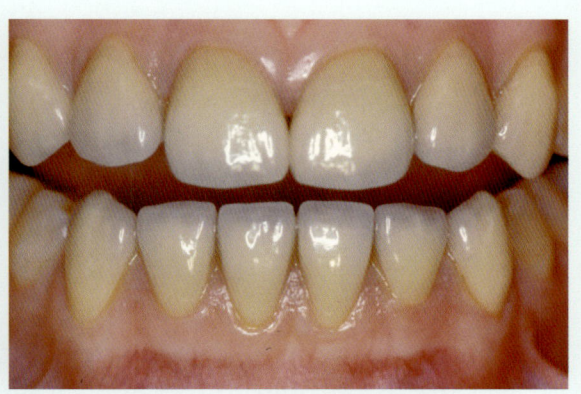

図10-20 上下のシェルの装着が終了した．この後，定期的にリコールし，必要に応じて咬合調整を行っている

11 ジャケットクラウンの接着

1 はじめに

かつて審美修復の代表であったポーセレンジャケットクラウンは一度その姿を消した．その理由は破折と適合の悪さだろう．そのリスクを負うくらいなら，前装冠のほうが受け入れやすかったのだろう．

現在のポーセレンジャケットクラウンは，かつての白金箔の上で築盛焼成していたものとは異なる．現在のポーセレンジャケットクラウンは，耐火模型材に直接築盛焼成するもので，支台歯への適合は金属以上といっても過言ではない．

かつてのポーセレンジャケットクラウンが破折を繰り返した原因は，支台歯に接着していなかったことにある．これは嵌合力が主体の従来型セメントしか存在しない時代では，やむを得ないことであった．現在では接着性レジンによる接着補強効果（後述）により，破折の危険はほとんどなくなった．

従来から前歯や小臼歯では，硬質レジンジャケットクラウンが使用されていたが，これも適合性，強度，耐摩耗性に問題があった．しかし現代では，大臼歯でもハイブリッドセラミックスを用いてジャケットクラウンを製作できるようになった．またグラスファイバーで補強するなどして，ハイブリッドセラミックスによるブリッジまで製作されるにいたっている．

高審美，低アレルギー性という，かつてとは異なったニーズが重要視される現代では，金属から離れようとする動きが生じるのも自然なことだろう．新しいジャケットクラウンはメタルフリー臨床の時代が要求したものかもしれない．

2 メタルボンドクラウンの問題点

メタルボンドクラウンを使用した場合の問題点は以下のとおりである．金属を使用しないジャケットクラウンでは，金属による為害性がなく，金属分の支台歯形成量が節約できる．

◆ メタルボンドクラウンの問題点
(1) 支台歯形成量が多い
(2) オペーク使用による審美不良を起こしやすい
　　ジャケットクラウンでは支台歯が歯冠色であればオペークは不要

ハイブリッドセラミックス
フィラーを高密度に充填した硬質レジン．フィラー含有率が92wt%以上の製品も存在し，高強度であるが，同時に対合天然歯に優しい軟らかさも有している．

メタルボンドクラウン
陶材を金属上に築盛，焼成して製作された，歯冠色を有するクラウン．支台歯に対する金属の適合性と陶材の審美性を併せ持っている．

(3)歯肉の黒変が起こることがある
(4)歯根を変色させることがある（歯肉退縮時に審美不良となる）
(5)全身的な金属アレルギーを起こすことがある
(6)金属資源の減少

3 接着補強効果

　ポーセレンやハイブリッドセラミックスの欠点は破折することである．これらは圧縮応力に強く，引張応力に弱い脆性材料である．ゆえに例えばポーセレンであれば，金属フレームに焼付け，いわゆるメタルボンドクラウンの形で複合化することにより，初めて安心して使用することができた．しかし接着材，関連材料，接着技法の進歩により現在ではジャケットクラウンの形で問題なく使用できるようになった．接着性レジンを用いてジャケットクラウンを強固に支台歯に接着することがポーセレンやハイブリッドセラミックスの補強となり，メタルボンドクラウンにおいてポーセレンを金属に焼き付けるのと同様に，ポーセレンやハイブリッドセラミックスの破折を防止するのである（接着補強効果）．

　このためにはシランカップリング剤により，ポーセレンやハイブリッドセラミックス被着面が接着性レジンと接着できるように改質されている必要がある．また支台歯象牙質には樹脂含浸層が形成されている必要がある．

4 ジャケットクラウン接着時のポイント

◆装着術式

(1)支台歯への試適と調整
(2)ジャケットクラウン内面の清掃（接着阻害因子の除去）
(3)ジャケットクラウン内面にシランカップリング剤を塗布
(4)接着耐久性向上のためのヘアドライヤー等によるシランカップリング剤の加温（80℃，20秒）
　　ただし加温しなければ接着しないというわけではない
(5)支台歯の清掃（接着阻害因子の除去）
(6)象牙質の表面処理（各接着性レジンの使用法に従う）
(7)接着性レジンを用いてジャケットクラウンを接着

　以下に臼歯部ハイブリッドセラミックスクラウン（図11-1〜12），前歯部のポーセレンジャケットクラウン（図11-13〜22）の症例を示す．

接着時代のジャケットクラウン
接着補強効果が期待できるため，材料には従来のような厚みは不要であり，支台歯形成量が節約できる．旧タイプのものと異なり，適合も良好である．

● ハイブリッドセラミックス『エステニア』を用いたジャケットクラウン臨床例

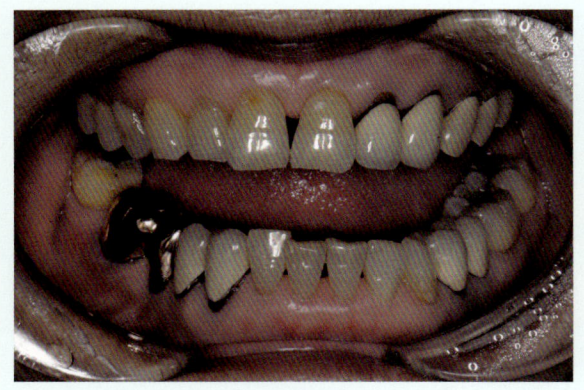

図11-1 患者は6543￣の審美不良を主訴に来院した．￣65￣にはメタルクラウン，￣43￣にはメタルボンドクラウンが装着されており，いずれも不適合である

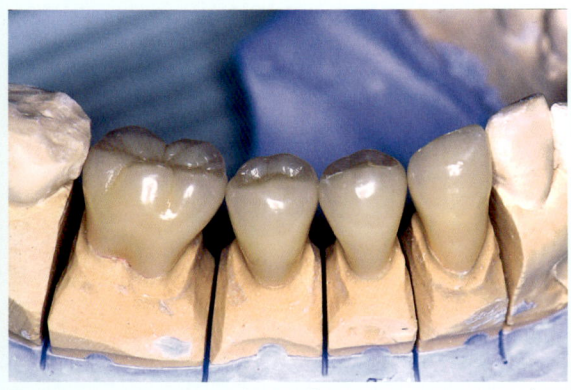

図11-2 エステニア（ハイブリッドセラミックス）にて6543￣のジャケットクラウンを製作した

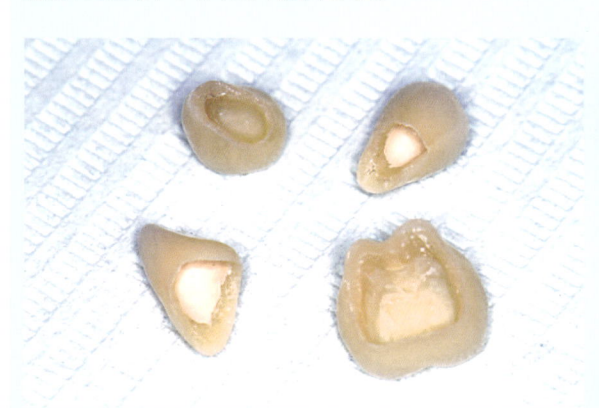

図11-3 天然歯にはオペークのような光を完全に遮断する成分は存在しない．ジャケットクラウンもできればオペークを用いないほうが（￣65￣）良好な審美性が得られる

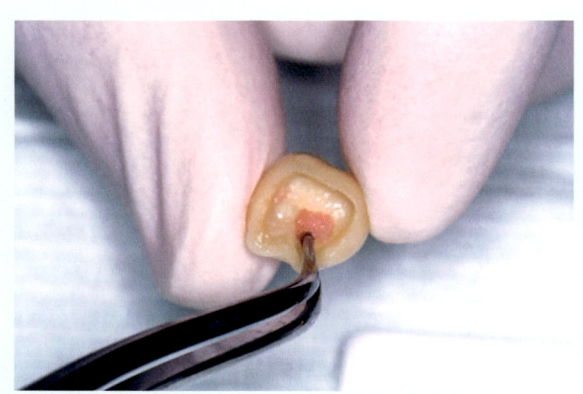

図11-4 ジャケットクラウン内面の接着阻害因子を除去するために，リン酸（エッチング剤）で洗浄した

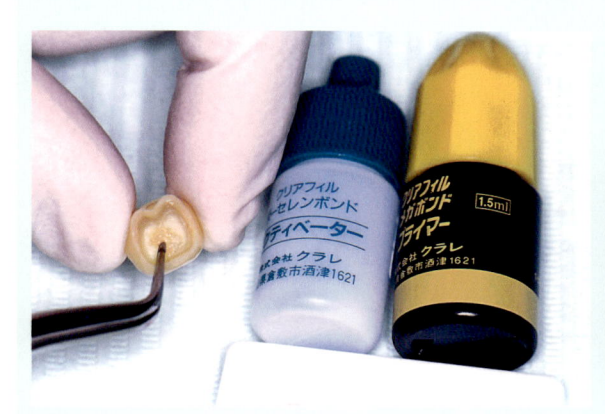

図11-5 クリアフィルメガボンドプライマーを加えることによりポーセレンボンド（シランカップリング剤）を活性化し，ジャケットクラウン内面に塗布した

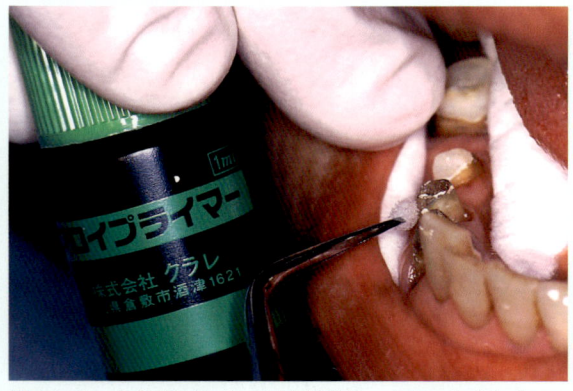

図11-6 支台歯メタルコアを清掃し，アロイプライマー（メタルプライマー）を塗布した

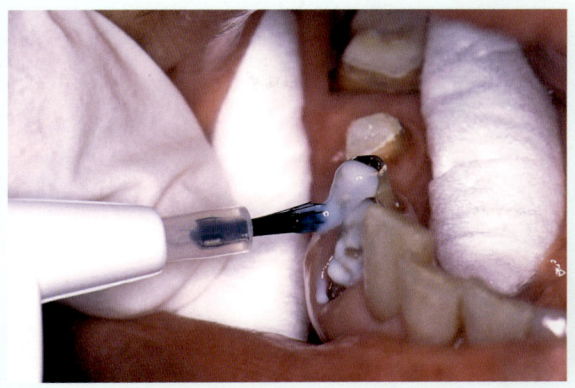

図11-7 支台歯象牙質にADゲル(次亜塩素酸ナトリウムゲル)を塗布し，水洗した

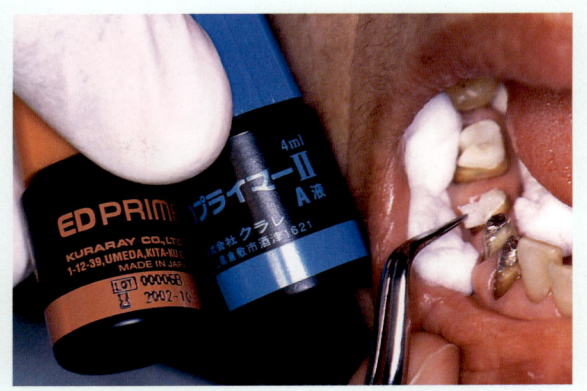

図11-8 支台歯にEDプライマーⅡを塗布した

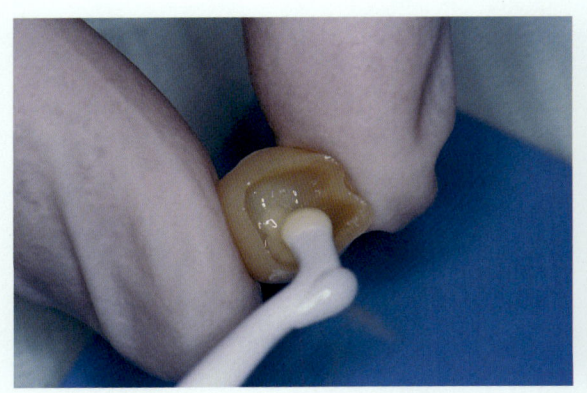

図11-9 パナビアフルオロセメントを練和し，ジャケットクラウンに填入した

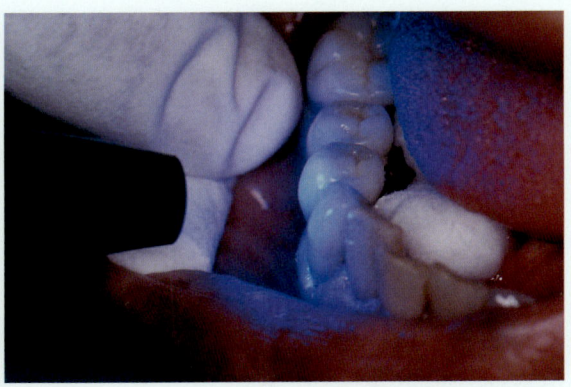

図11-10 ジャケットクラウンを支台歯に圧接し，腰の強い筆を用いて，余剰セメントを硬化前に除去し，十分に光照射し，パナビアフルオロセメントを硬化させた

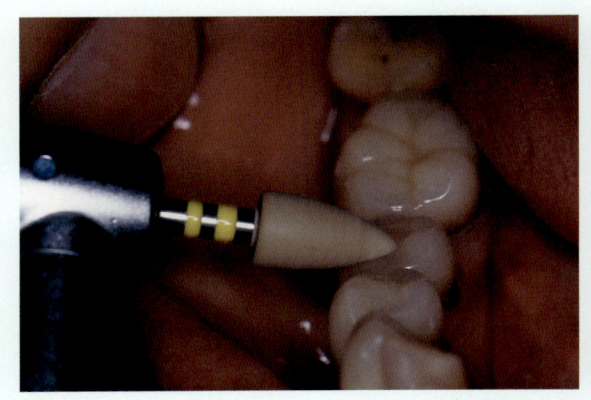

図11-11 ジャケットクラウン装着後に咬合の確認を行い，ダイヤモンドペースト含有型シリコーンポイントを用いて最終研磨を行った

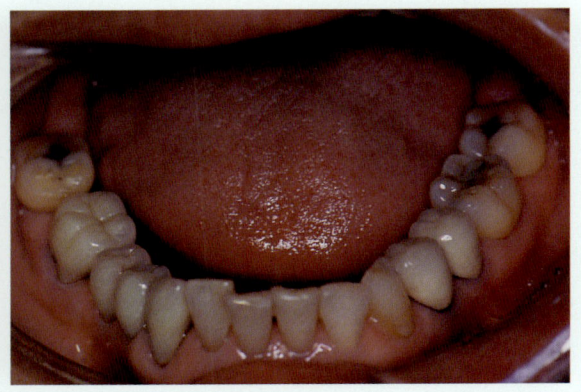

図11-12 6543|エステニアジャケットクラウンの装着が終了した

11 ジャケットクラウンの接着　83

● ポーセレンを用いたジャケットクラウン臨床例

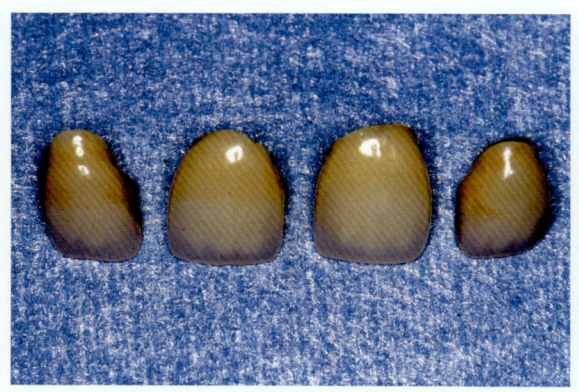

図11-13 上顎前歯部の審美不良を主訴に来院した患者に対し，ポーセレンジャケットクラウンを製作した

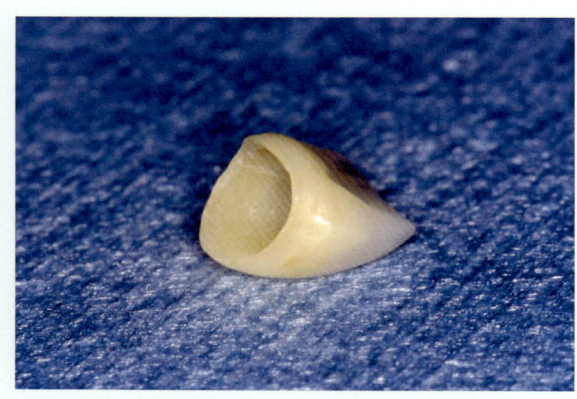

図11-14 支台歯はメタルコアではなく歯冠色なので，ジャケットクラウンにはオペークポーセレンを用いていない

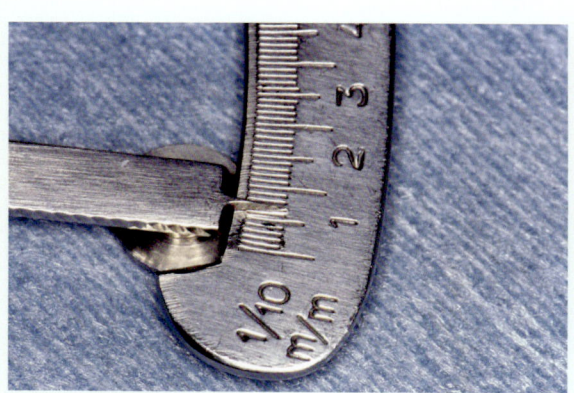

図11-15 接着により補強されるため，ジャケットクラウンの舌側（＝支台歯舌側の形成量）は0.6mmと薄い

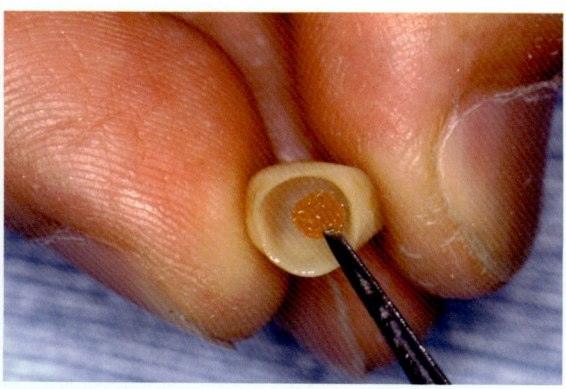

図11-16 ジャケットクラウンを支台歯に試適した後，被着面の接着阻害因子を除去するために，リン酸で洗浄した．洗浄後は十分に水洗する必要がある

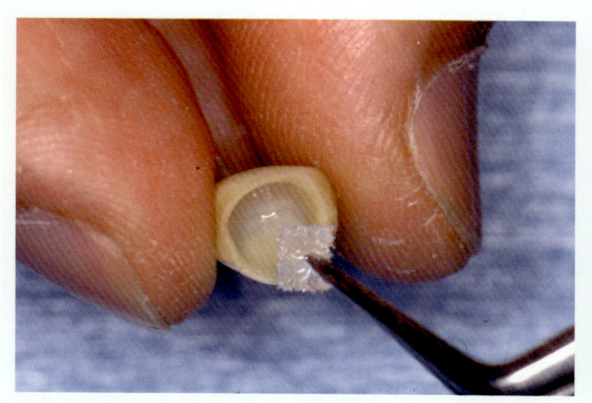

図11-17 ジャケットクラウン内面にシラン処理を施した．これによりポーセレンに接着性レジンが接着するようになる

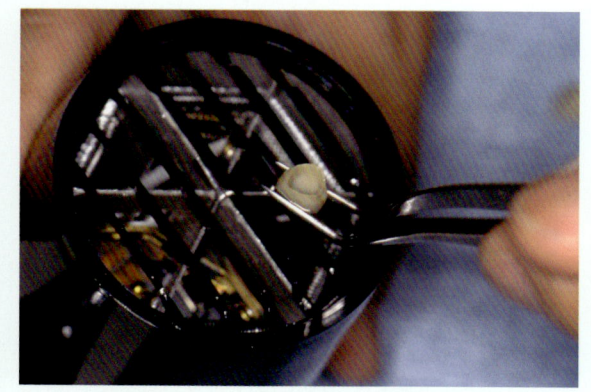

図11-18 シランカップリング剤は加温により活性が高まることが知られている．チェアサイドにヘアドライヤーを用意し，ジャケットクラウンに塗布したシランカップリング剤を加温した（80℃，20秒）．ただし市販の製品は加温しなくても必要な能力は発揮する

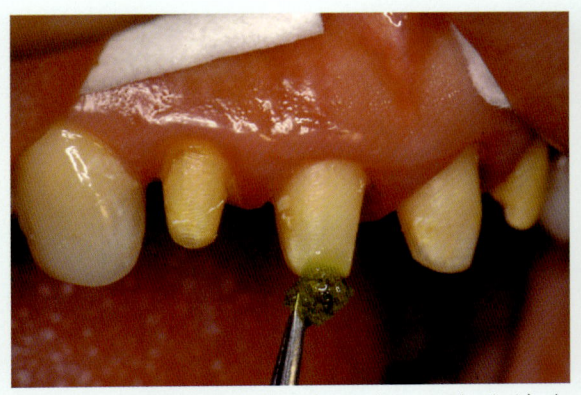

図11-19 装着にはスーパーボンド（サンメディカル）を用いた．スーパーボンド付属の象牙質処理液（グリーン）で象牙質を10秒間処理した後，水洗した

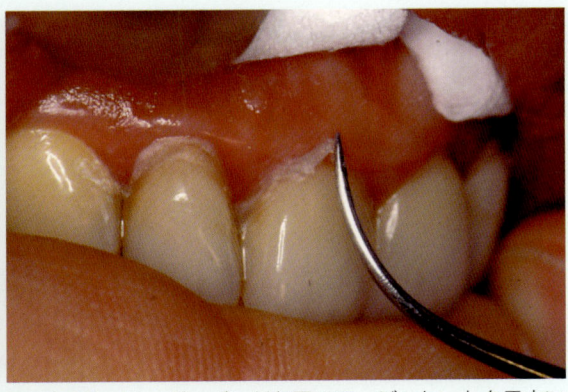

図11-20 スーパーボンドを用いて，ジャケットクラウンを装着した．余剰スーパーボンドは硬化前に除去した

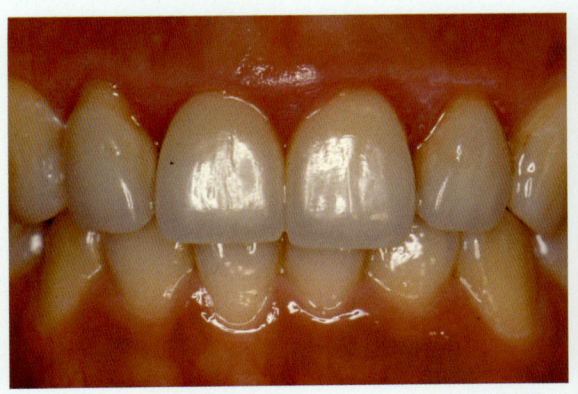

図11-21 上顎のポーセレンジャケットクラウンの装着が終了した．オペークを用いていないため色調は良好である．メタルボンドクラウンにありがちな歯肉の問題も少ない

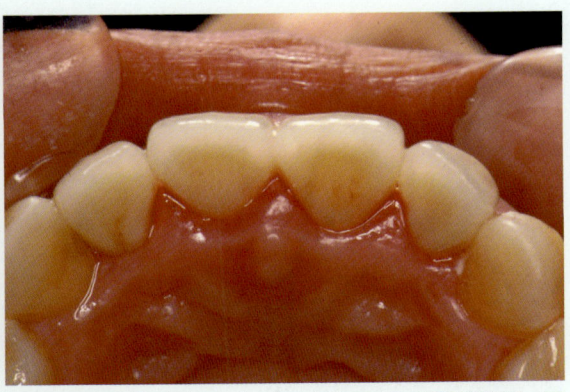

図11-22 ポーセレンジャケットクラウンの舌側面観．下顎前歯切縁の咬耗に注意しながら，定期的にリコールを行うとよい

5 おわりに

　臨床の場では前歯は前装冠，臼歯は金属かメタルボンドクラウンという症例が多いであろう．しかし現在では多くの新材料や新技術が開発され，それらはすでに製品化されて一般化しているものも多い．大臼歯なら黙って保険の金属クラウンにするというのではなく，患者に複数の治療法の選択肢を開示して，治療法を選択させる時代になっている．その意味でも新しいジャケットクラウンを自分の術式の一つに加え，治療法の選択肢を多くすることは得策であろう．

　　　　　　　　　　　　　　　　　　　（高橋　英登，遠山　佳之）

12 硬質レジンの前装法

1 はじめに

光重合型の前装用コンポジットレジンが国内に紹介されて20年，接着性をもつ光重合型前装用レジンが登場して18年になる．前装用レジンで特に重要と考えられる物性，審美性，接着性，操作性の4つの性質はこの間に目ざましく進歩した．物性面では咬合面に使用できるとする商品も登場している．またメタルボンドクラウンと見間違うような審美性の前装冠が雑誌の中だけでなく，普段の臨床の場でも見られるようになった．さらに接着性プライマーの開発は，日常臨床における接着性と操作性を大きく向上させ，金属とレジンが接着することはごく普通のこととなった．

もともとレジンと金属は化学的に接着する材料ではない．それでも常温で合金表面に酸化被膜を形成する非貴金属合金は，酸性化合物を含む接着性レジンと結合するため，接着は比較的容易であった．しかし，貴金属合金は酸化しにくいため接着は難しく，加熱による合金表面への酸化被膜の生成や，スズ電析，スズ薄膜焼成による合金表面の非貴金属化などさまざまな方法[1~6]が試みられた．現在は操作の簡便さから，硫黄を含む一液性の接着性プライマーを用いる方法が最も広く普及していると思われる．

本稿では接着性，操作性，審美性に配慮した前装法について接着性プライマー処理による金銀パラジウム合金を用いた硬質レジンの前装法について述べる．

2 硬質レジンの前装法

1 ◆ シェードテイキング

歯の色調の記録と伝達の方法はシェードガイドの番号による方法やメモ，スケッチ，写真撮影を行うなどの方法がよく行われており，これらの方法を歯科医師が行うこともあれば，歯科技工士が行うこともある．また，写真撮影ではスライドフィルムだけでなくデジタル情報として記録，伝達することも多くなっている．どの方法がとられるかは状況に応じて診療室と技工室との間で決められている．前装冠の見た目が美しいだけでよければ，シェードガイド番号の指定だけで十分かも知れない．しかし，口腔内で隣在歯と調和する色調の前装冠を製作するためにはよ

光重合型の前装用コンポジットレジン
1984年，わが国ではじめての光重合型前装用レジンとしてデンタカラー（クルツァー）が発売された．当初のデンタカラーはバイオデントシェードであった．

接着性をもつ光重合型前装用レジン
1986年，メタカラー（サンメディカル）が国内初の接着性をもつ光重合型前装用レジンとして発売された．発売当初はオペークは加熱重合タイプであった．

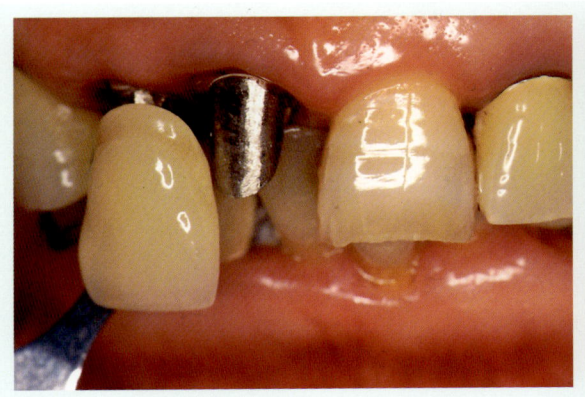

図12-1 シェードテイキング
まずベースになる色調を決める．ぴったり一致するシェードガイドがなければ，何本か並べて写し込む

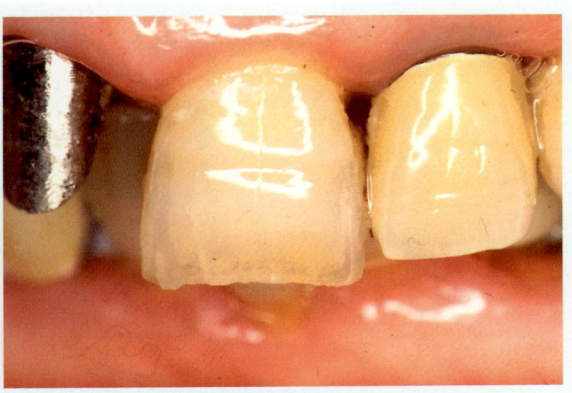

図12-2 色調再現の目標となる隣在歯[11]
白色帯，切縁付近の着色とマメロンの形状など複雑で微妙である

り多くの情報を必要とする．

　図12-1は術前の口腔内である．一緒に写してあるシェードガイドはB4である．ベースになる色とは少し異なるがほぼ近いといえる．図12-2は隣在歯をもう少し拡大したものである．歯冠中央部に2本の白色帯が走行し，切縁付近には着色や複雑なマメロン，あるいはエナメルクラックも観察される．エナメルの透明感はシェードガイドのそれとは明らかに異なっている．これらをすべて再現すれば，色調的には隣在歯と区別がつかなくなるはずである．実際にできるかどうかは術者の技量によるとしても，色調に関する情報がなければ技量の発揮しようがない．

　シェードテイキングはできるだけ写真撮影を行うことが望ましく，スケッチであれば，少なくとも製作担当者が直接描記したものでなければイメージとして捉えることが難しい．日々レジンが改良され，築盛技術が進歩している現在，シェードテイキングの方法も現状に合った方法をとる必要性を感じる．

2◆メタルフレームの処理

①前装部のリテンションビーズの処理

　鋳造後，冠内面やコンタクトポイントの調整後，前装部外周のリテンションビーズを削除する（図12-3）[7]．ビーズの削除範囲は最小限にとどめ，完成後メタルとレジンの境界部をきれいに仕上げるためにビーズ削除部の辺縁はシャープに形成する必要がある．また前装部辺縁は極力薄く仕上げ，マージン部に露出するメタルラインをできるだけ少なくする．

　また，ビーズ面が不揃いで凹凸がある場合はビーズの突出部を軽くならし（図12-4），レジン層の厚みが十分でない場合は前装部中央付近のリテンションビーズを削除することもできる．この時，ビーズを前装部

リテンションビーズの選択

リテンションビーズは前装用レジンセットに含まれていないことが多く，この場合セットとは別に選択，購入することになる．メーカーが推奨するビーズの粒径と形状は，ほぼ〈平均粒径100〜200μmの球形のもの〉に集約される．
これに相当する商品としてはリテンションビーズⅡ SS（ジーシー，粒径200μm），同 SSS（粒径100μm），リテンション150（松風，粒径150μm），イソシットマクロリテンション（イボクラー，粒径200μm），リテンションビーズワックス（イエティ，粒径200μm，材質はワックス）などがある．

リテンションビーズ用接着剤の使用法

平均粒径100〜200μmの微細なリテンションビーズの付着操作では，ビーズのアンダーカットが接着剤で埋もれやすい．これを防止するために，塗布後接着剤中の溶媒が揮発すると粘着層が残るように接着剤に改良が加えられた．この粘着層にビーズを付着させることにより接着剤中へのビーズの沈み込みや，アンダーカット部への接着剤の吸い上げが起こりにくくなる．リテンションビーズアドヒーシブⅡ（ジーシー），リテンションビーズリキッド（松風）はこのタイプの接着剤である．
これらの接着剤の特長を活かすには，接着剤を塗布した後溶媒が十分に揮発するのを待ってからビーズをふりかけることが肝要となる．

外側にできるだけ残す方が辺縁漏洩の防止に効果がある[7]．

②サンドブラスト処理

新鮮面の露出と微細な凹凸の付与により接着強さを向上させる目的で，前装部をアルミナでサンドブラストする[8]．前装部の辺縁は審美性の観点から非常に薄く仕上げてあるため，アルミナの噴射圧により冠内側へ変形を起こしやすい（図12-5矢印部）．サンドブラストによる接着強さの向上は，処理面が肉眼的に艶消の状態になれば，それ以上の高圧あるいは長時間のサンドブラストを行ってもさほど効果は上がらない（図12-6）[8]．したがって変形が危惧される部分への必要以上の近距離，高圧，長時間のサンドブラストは避けた方が賢明といえる．

③プライマーの塗布

保険適応のレジン前装冠の製作においては，技工操作の簡便さは欠かすことができない．プライマー塗布による接着処理方法は，専用の器具を必要とせず，操作もきわめて短時間ですむため現在最も広く応用されていると思われる[9]．

図12-7に現在市販されている代表的な接着性プライマーを示し，これらの特徴と相違点を表12-1に示した．これらのプライマーは含まれている接着性モノマーによって貴金属用，非貴金属用あるいはその両方に使用できるものに分かれるが，すべてのプライマーが接着性モノマーに硫黄（S）を含み，一液性で前装面に塗布するか滴下するだけのきわめて簡単な処理操作ですむ特長をもっている．図12-8に各種プライマーによる接着処理効果を示した[9]．プライマーの種類によって接着処理効果に相違があることがわかる．また使用するレジンによって接着強さに違いがあることも知られている[10]．

専用の器具
専用の器具を使用する接着処理方法としてはSn電析処理，シロック処理などがある．

表12-1　各種プライマーの特徴と相違点

名　称	メーカー	接着性モノマー	溶媒	容量	適用			
					貴金属	非貴金属	口腔内	口腔外
メタルプライマー	ジーシー	MEPS	MMA	5m*l*	○	○	×	○
アロイプライマー	クラレ	VTD・MDP	アセトン	5m*l*	○	○	○	○
メタルタイト	トクヤマ	MTU-6	エタノール	5m*l*	○	×	○	○
メタルリンク	松風	10-MDDT・6-MHPA	アセトン	5m*l*	○	○	○	○
インフィスオペークプライマー	サンメディカル	VTD	アセトン	8m*l*	○	×	×	○

貴金属接着性モノマー：VTD，MTU-6，10-MDDT　　非貴金属接着性モノマー：MDP，6-MHPA　　貴金属,非貴金属両用接着性モノマー：MEPS
（文献[9]を改変）

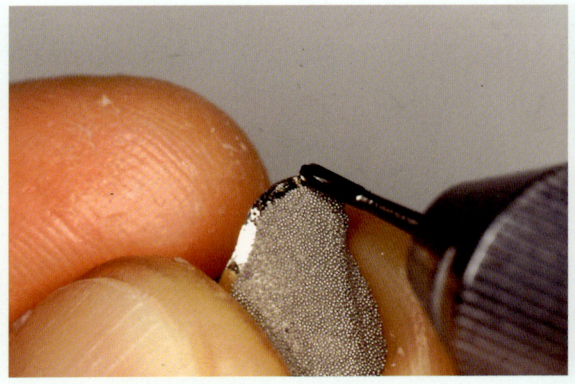

図12-3 前装部外周のビーズを削除
削除幅を狭く，辺縁はシャープに，前装部辺縁はできるだけ薄く仕上げる

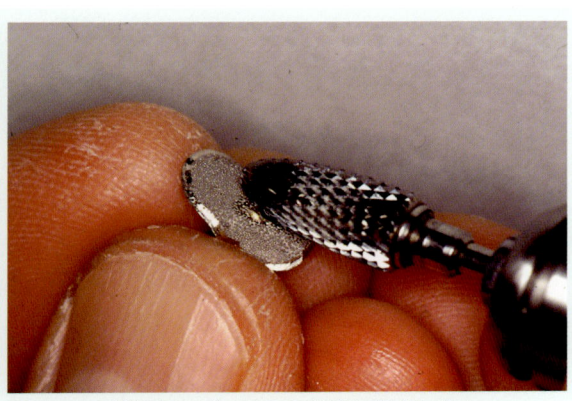

図12-4 前装面のビーズの突出部を軽くならす

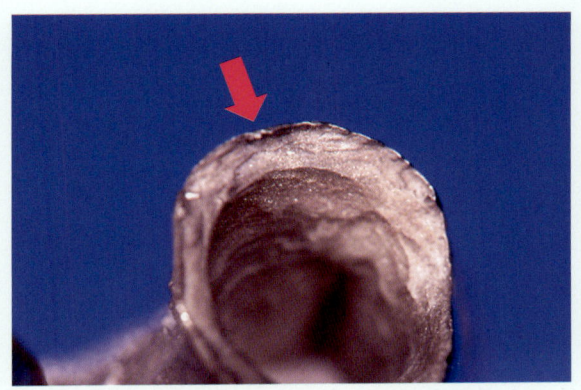

図12-5 サンドブラストによって内側に曲がり込んだ辺縁部（矢印）

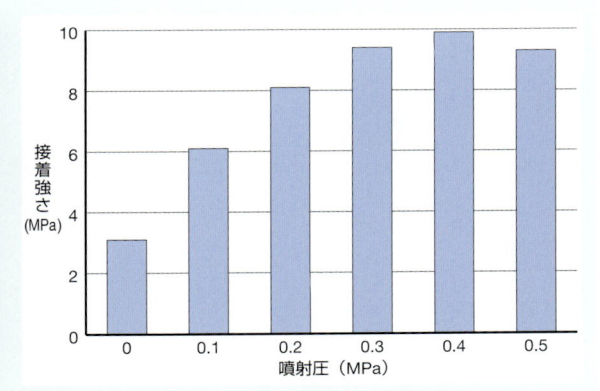

図12-6 サンドブラストの噴射圧と接着処理効果
噴射圧の増加とともに接着強さも増加するが，0.3Mpa以上では接着強さの増加の程度が鈍る（文献[8]を改変）

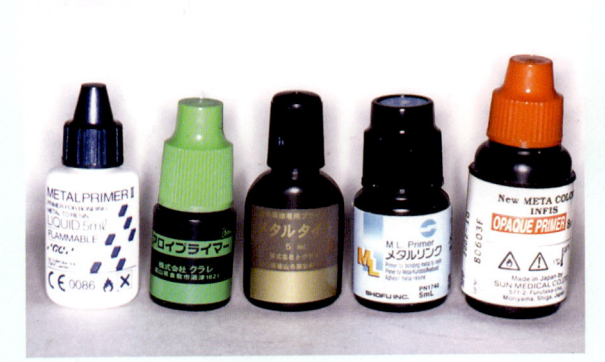

図12-7 市販の各種接着性プライマー
左からメタルプライマー（ジーシー），アロイプライマー（クラレ），メタルタイト（トクヤマ），メタルリンク（松風），インフィスオペークプライマー（サンメディカル）

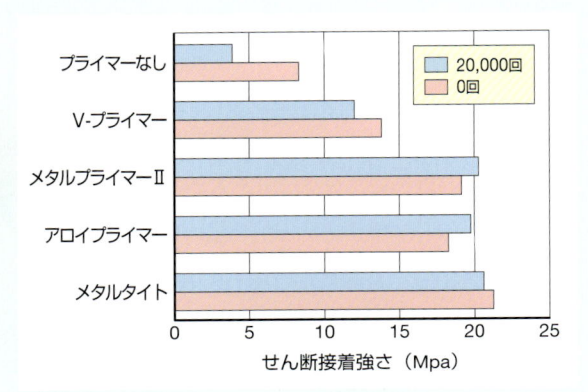

図12-8 各種プライマーによる接着強さ
プライマーの使用により接着強さが増加する．増加の程度はプライマーによって異なる（文献[10]を改変）

12 硬質レジンの前装法

3◆レジン築盛

①オペーク築盛

　オペークの築盛に先立ち，前装面に貴金属用プライマーを塗布する（図12-9）．この症例では前装用レジンはニューメタカラー・インフィスを使用した．プライマーはセットに附属のインフィスオペークプライマーを用い，前装面に一滴滴下し，軽くエアーブローした．

　オペークは，金属面へ塗布する下塗り用オペークとその上に塗布する色調調整用オペークの2種類を準備してあるセットも少なくない．図12-10に各種の下塗り用オペークを示した．それぞれのオペーク名とセットのレジンおよびメーカー名は，図の上からフローオペーク（アイサイト：カネボウ），プライマーペースト（ソリデックス：松風），オペークベース（ニューメタカラーインフィス：サンメディカル），ファンデーションオペーク（グラディア：ジーシー）である．これらのオペークはオペーク塗布時の操作性の改善と，メタルフレームとの接着性の向上を主目的としており，ビーズのアンダーカット部やサンドブラストによる微細な凹凸に十分に浸透し，確実に硬化する必要がある．このためこれらのレジンは概してフローがよく，硬化しやすい特性をもつ．

　まず下塗り用オペークであるインフィスオペークベースを塗布し，所定の重合を行う（図12-11）．次いで，色調調整用オペークであるオペークトップを金属色が遮蔽されるまで2～3回に分けて塗布する．本症例ではオペークはB4を基本色とし，ステイン塗布による着色とデンティン，エナメルへのステインの混合によって色調調整を行った．オペークに塗布するステインの色調を調整し（図12-12），歯頸部辺縁部付近に着色を施した（図12-13）．

②デンティン，エナメルペーストの築盛とキャラクタライズ

　白色帯用のペーストを調合する（図12-14）．エナメルペーストにホワイトのステインとステインリキッドを加え，色調と粘稠度を調整する．白色帯の表現では色調と共にその位置と幅を隣在歯に合わせる必要があるため，冠を模型に戻した状態で築盛する（図12-15）．その後，切縁部の着色とデンティンマメロンの付与を行った（図12-16）．この症例では，まず切縁部にエナメルペーストで舌面に沿って薄い壁を作り，その壁面の内側にステインによる着色とマメロンの築盛を行った．この後，デンチン，エナメル，トランスルーセントをほぼ通法どおりに築盛し形態を整え（図12-17），研磨，完成する（図12-18～20）．

　この症例にも見られるような歯冠表面の溝として現れる着色のないエナメルクラックの表現方法を図12-21に示した．ほぼ形態修正が終了した時点で，溝を付与する部分にディスポーザブルのメス刃の先端の背

所定の重合
αライトⅡ，デンタカラーXS，ソリデライトでは30秒．αライト，ラボライトLV-Ⅱでは60秒．

デンティン，エナメルへのステインの混合
レジン内部への気泡の混入や物性の低下が懸念されるため，ステインを混合したペーストは内部への築盛にとどめ，表面へ露出させないようにする．

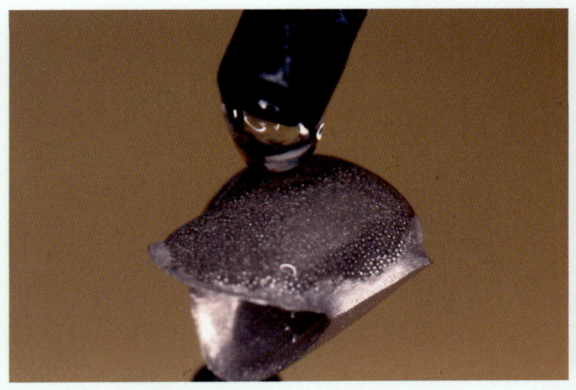

図12-9 前装面へのプライマーの塗布
スポンジで塗布するか，前装面に滴下した後軽くエアーブローする

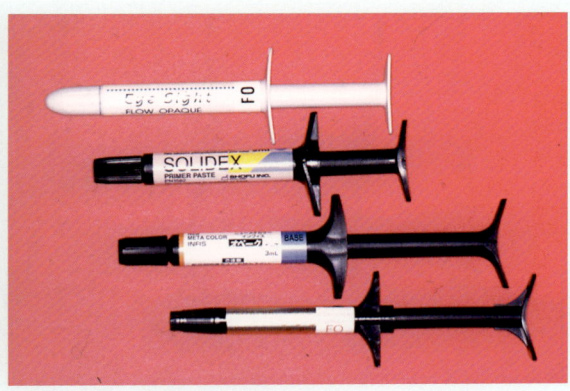

図12-10 各種下塗り用オペーク
上からフローオペーク（アイサイト：カネボウ），プライマーペースト（ソリデックス：松風），オペークベース（ニューメタカラーインフィス：サンメディカル），ファンデーションオペーク（グラディア：ジーシー）

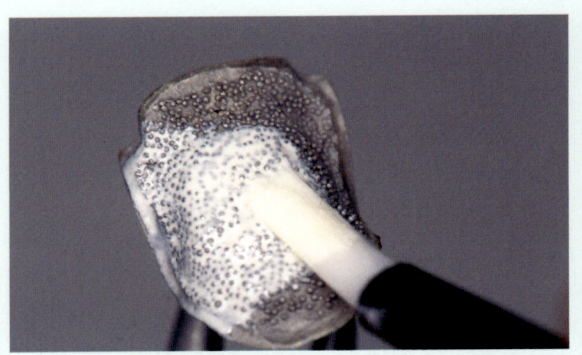

図12-11 下塗り用オペークは接着性を向上させる効果があるので必ず使用する．この後色調再現用のオペークを塗布する

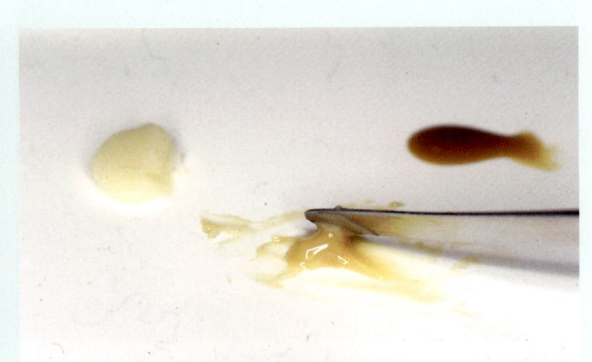

図12-12 オペーク面に着色するステインを調合する

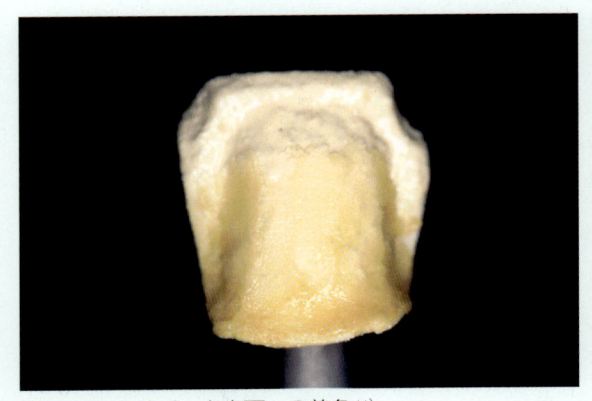

図12-13 オペーク表面への着色[11]
レジン前装冠は内部ステインが基本なので，オペークから積極的に着色する

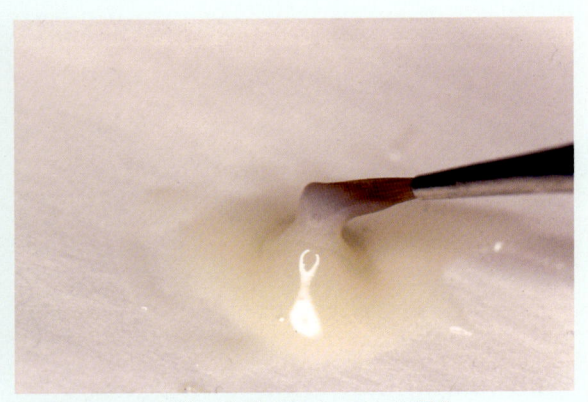

図12-14 白色帯に築盛するペーストを調合
エナメルに白のステインとステインリキッドを加えて，色調と粘稠度を調整した

12 硬質レジンの前装法

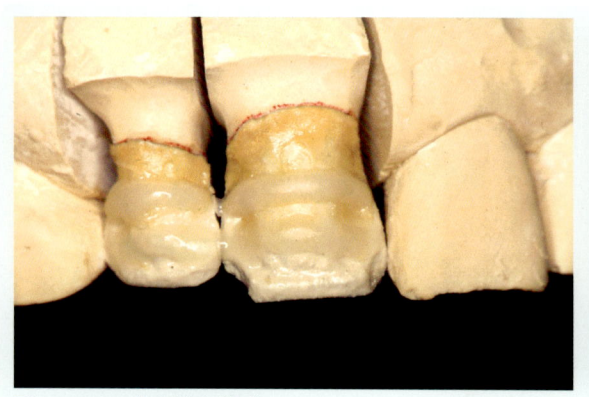

図12-15 白色帯を築盛
白色帯の位置と幅を隣在歯に一致させるために，歯型に戻して築盛する

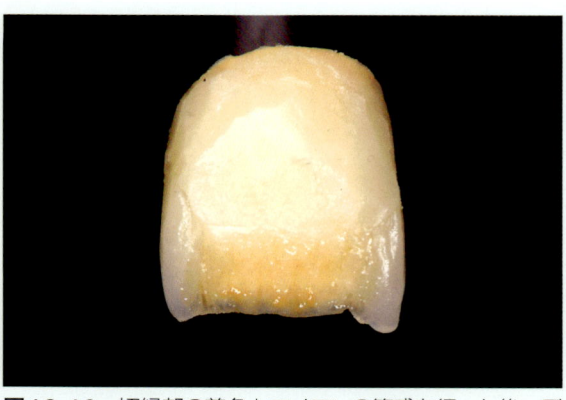

図12-16 切縁部の着色とマメロンの築盛を行った後，デンティン，エナメルを築盛する[11]

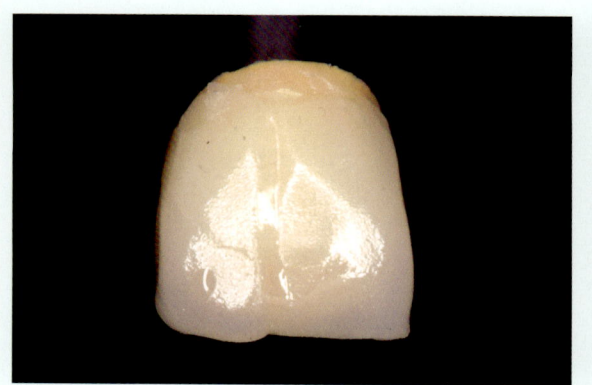

図12-17 レジン築盛終了

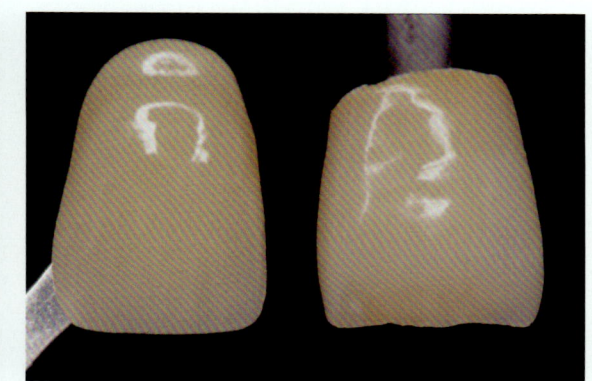

図12-18 形態修正と研磨を終えたら，シェードガイドやスライドと比較して，色調の確認を行う

リペアーの接着処理
ニューメタカラーインフィスのリペアーや追加築盛にあたっての接着処理は，①接着面の粗造化，②ステイン希釈液の塗布，③ペーストの築盛の手順で行う．ステイン希釈液塗布後の光照射の有無による接着強さの違いはないが，追加ペーストの移動を防止するためには，30秒程度光照射するとよい．

の部分で2～3回引っ掻き，シャープな溝を形成する．エアータービンが使用できれば，メス刃に先立ち先端をシャープに尖らせたカーバイドバーを用いてノンエッジテクニックの要領で溝を形成するのもよい．この後研磨，完成する（図12-22）．

必要に応じてこのラインをステインで着色することもできるが，歯ブラシ摩耗による消失が懸念されるため，レジン前装冠表面への着色は確立されていない．この症例のような細く深い溝への着色では①溝部分へリペアーと同様の接着処理を行う．②溝にステインを流入，着色する．③溝の外側に付着したステインを機械的に除去する．④再度リペアーに準じた接着処理を行う．⑤溝の上部をトランスルーセントあるいはシェード調整用ペイントレジン（マスターパレット）などで覆い，研磨，完成（図12-23，24）すれば耐久性の向上が期待できる．

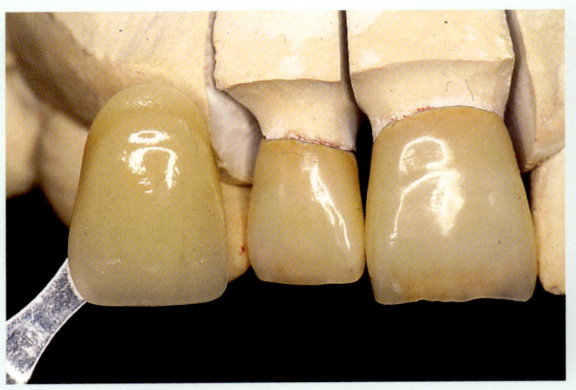

図12-19　完成し模型にもどした状態

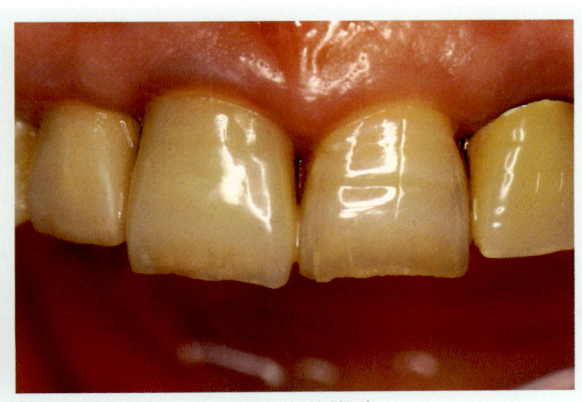

図12-20　口腔内へ装着した状態[11]

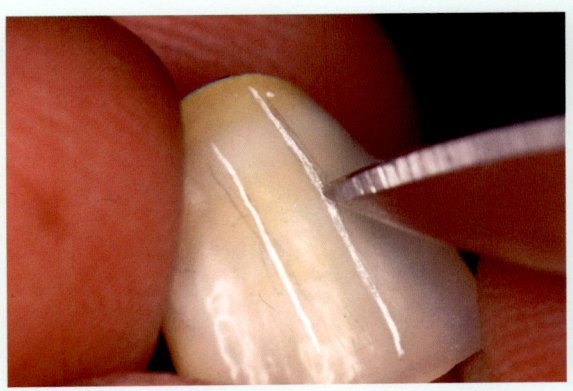

図12-21　表面に現れたエナメルクラックの表現方法　クラック部をメスの刃先の背の部分で引っ掻いてシャープな溝を形成する

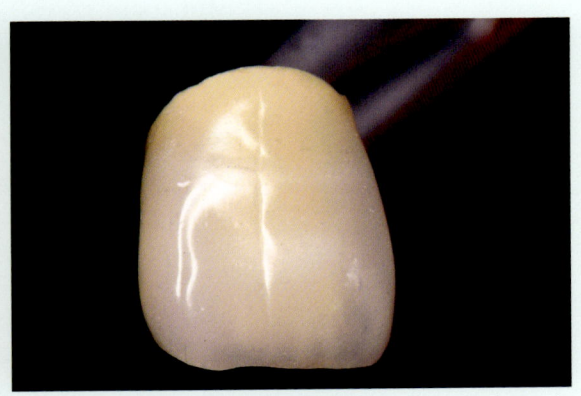

図12-22　研磨，完成すれば着色のないエナメルクラックが表現される（図12-20とは別の症例）[9]

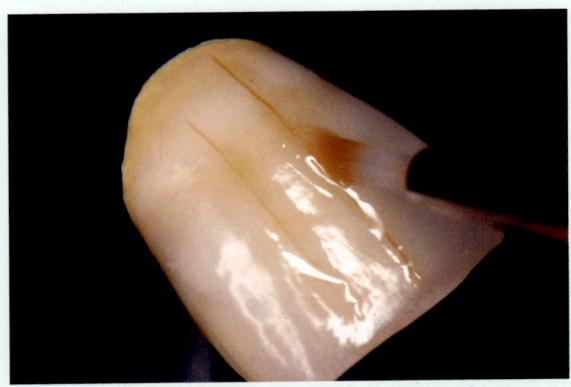

図12-23　溝にステインを流入すれば着色のあるエナメルクラックとなる．この後，リペアーに準じた処理でトランスルーセントを薄く被せる

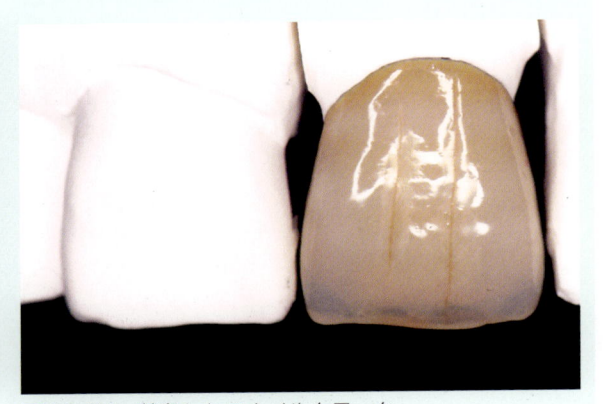

図12-24　着色したエナメルクラック

12　硬質レジンの前装法

3　おわりに

　光重合型レジンが登場して以降の20年間だけでも，前装用コンポジットレジンの進歩は著しいものがあり，今後もさらに改良が続けられると考えられる．したがって，われわれ臨床家は常に情報の入手に努め，最新の材料と技術を使いこなすことが求められる．材料の完成度が成熟してくるにつれ，完成物としての前装冠の善し悪しは術者の技量に左右される度合いが大きくなってくる．メタルボンドクラウンでは，天然歯より美しいようなクラウンがある一方でレジン前装冠より見劣りのするものも見受けられ，術者の技量の差によるものと考えられる．

　われわれ臨床家は使用するそれぞれの材料に関する十分な知識をもち，その特性を最大限に生かして修復物として完成させる技術を備えることがより強く求められている．

（永野　清司，松村　英雄）

文　献

1) 田中卓男，永田勝久，竹山守男，他：歯科用金合金に接着するオペークレジンの研究，歯理工誌，21(54)：95〜102，1980．
2) 林　頼雄，矢作光昭，石綿　勝，他：可視光線重合型硬質レジンの接着に関する研究，日歯技工誌，9(1)：35〜38，1987．
3) 小島克則，門磨義則，今井庸二：新しいタイプの含イオウ機能性モノマーを利用した貴金属の接着，歯材器，6(S10)：112〜113，1987．
4) Naegeli D G, Duke E S, Schwartz R, et al.：Adhesive bonding of composites to a casting alloy, J Prosthet Dent, 60(3)：273〜283, 1988.
5) 山下　敦，他：歯科接着性レジン・パナビアEXの歯科用合金に対する接着強さ──その2　貴金属合金との接着について，補綴誌，28：1023〜1033，1993．
6) 塚口真守，安楽照男：レジン前装部表面改質材"ユーヴィペーストMX-Ⅱ"の実験的検討と技工操作，歯科技工，22(3)：269〜280，1994．
7) 川原光正，熱田　充：接着オペークレジンによるリテンションビーズの削減について，接着歯学，5(1)：28〜29，1989．
8) 下江宰司，永野清司，松村英雄：アルミナサンドブラストの接着処理効果と補綴物へのダメージについて，日歯技工誌，18(1)：71〜75，1997．
9) 永野清司，下江宰司，松村英雄，熱田　充：新たに開発された貴金属用プライマーの特徴とレジン前装冠への応用法，歯科技工，27(4)：445〜450，1999．
10) 永野清司，下江宰司，松村英雄，田上直美：反応性複合フィラー含有前装材と金銀パラジウム合金の接着におけるプライマー処理効果の比較検討，日歯技工誌，20(1)：13〜17，1999．
11) 永野清司，松村英雄：歯科技工臨床研修講座4：各種歯冠用硬質レジンとその技工（日本歯科技工学会編），医歯薬出版，2〜23，東京，1988．

12　硬質レジンの前装法　95

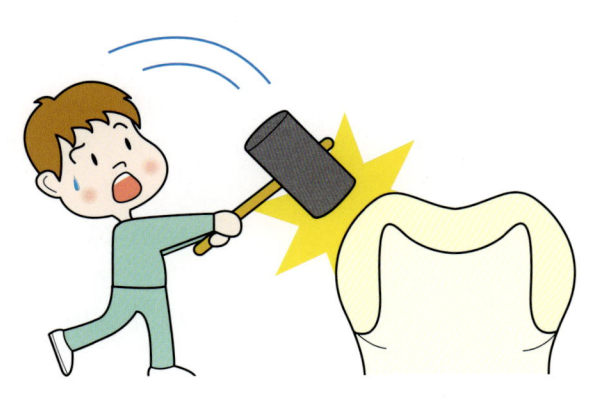

13 接着ブリッジのリテーナーをデザインする

1 はじめに

　前歯部接着ブリッジのリテーナーデザインは，現在もさまざまな形状が試みられている．いずれ，リテーナーの形状に力学的解析が加えられるとともに，臨床成績が明らかになるまではこの状況が継続することが予想される．これに対して，臼歯部における接着ブリッジでは，接着嵌合タイプと称されるリテーナーデザインがスタンダードとなってきた．

　臨床家にとって最大の関心事である耐用期間についても，全部被覆冠をリテーナーとする嵌合ブリッジに比べて遜色はなく，その間における歯髄症状の発現もきわめて稀である[1]．接着操作の煩雑さも貴金属接着プライマーシステムの導入によって解消されており，支台歯形成に始まり装着に至るまで，シンプルで完成度の高い術式となっている．

2 リテーナーの基本的デザイン

臼歯部リテーナーの基本的デザイン
1. 口蓋側あるいは舌側をウィング状部分が被覆
2. 咬合面中央に1級インレー類似のバーを設置
3. 両者は支台歯の近遠心で結合してD字状構造をなす
4. 支台歯の欠損側隣接面はポンティックとの結合強化のため頬側に削除を拡大する

　接着嵌合ブリッジのリテーナーは，口蓋側外側を被覆するウィング状部分と，咬合面中央を走行するバー状の部分が連結されてD字状の形状をなす[2]．初期のデザインでは，バー状の部分が欠損反対側の隣接面まで到達していた（図13-1，2）．最近では，隣接面に到達する手前でとどめることが一般的になりつつある．上顎大臼歯であれば舌側面溝に沿って，下顎であれば遠心溝付近から口蓋側や舌側に向かわせる（図13-3，4）．これは，隣在歯との天然歯同士の正常な接触状態を保つとともに，歯質削除量の削減をはかるためである．また，リテーナーの近遠心長が短くなることにより剛性強度が増加して，変形による脱落の危険性が減少する[3]．また，支台歯の欠損側隣接面はポンティックとの結合を強化するために，頬側に削除を拡大する（図13-5）．これに対して，欠損反対側ではウィング状部分とバー状部分を結合させるだけのためシンプルな形態となる（図13-6）．

　支台歯のすでに充填や裏層がなされている部分にリテーナーが装着されることは望ましくない．接着性レジンの接着性が，インレーや充填用材料に対するのとエナメル質では異なるため，両者の境界付近に応力が集中して剥離の起始点となりやすい（図13-7）．このため，充填物や裏層セメントなどは可能な限り除去して，その部分はリテーナーに取り込む形でデザインを行う（図13-8）．接着技法応用のコンポジットレジン

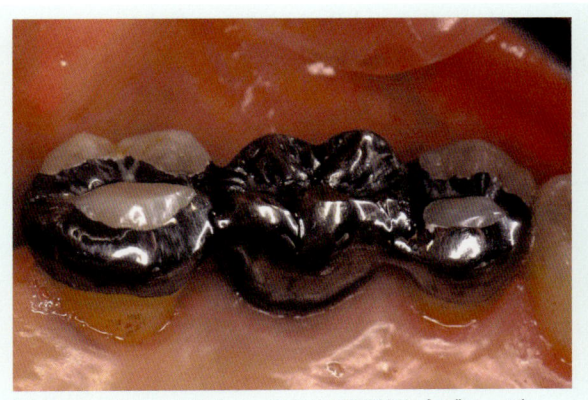

図13-1 従来のデザインの臼歯部接着嵌合ブリッジ

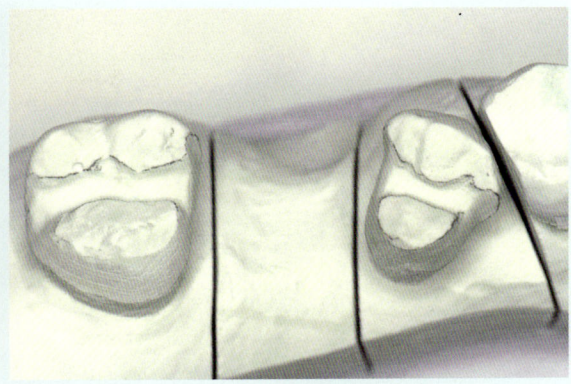

図13-2 従来のデザインでは歯質の削除量も多い

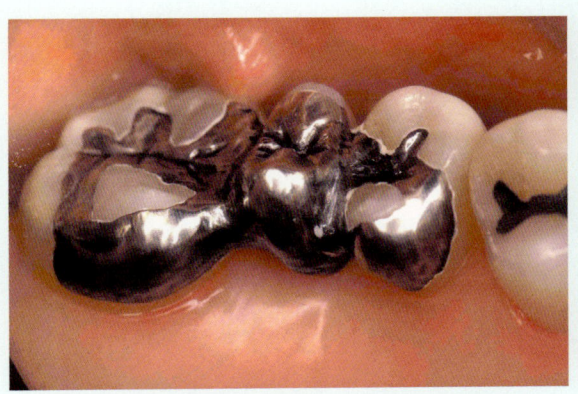

図13-3 最近のデザインの臼歯部接着嵌合ブリッジ

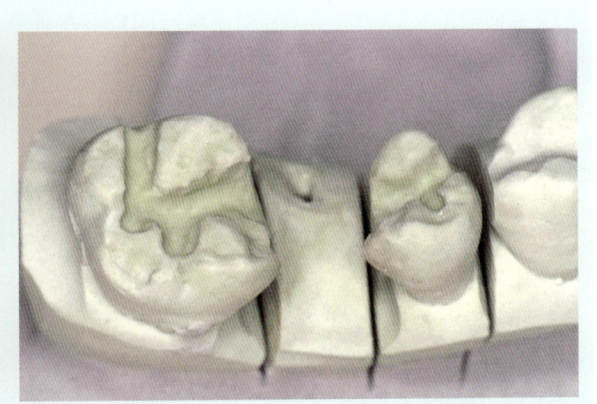

図13-4 最近のデザインではリテーナーの近遠心長を短くする

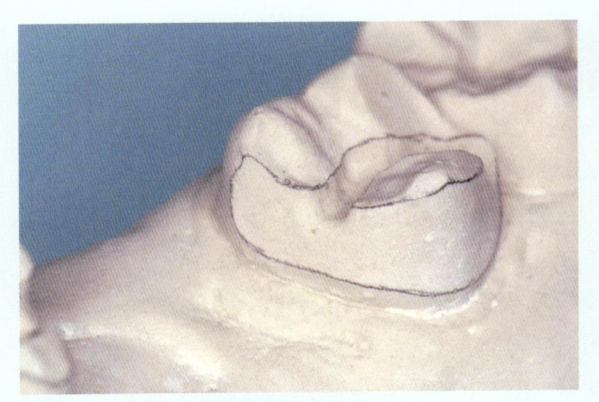

図13-5 欠損側隣接面の形成は頬側に拡大

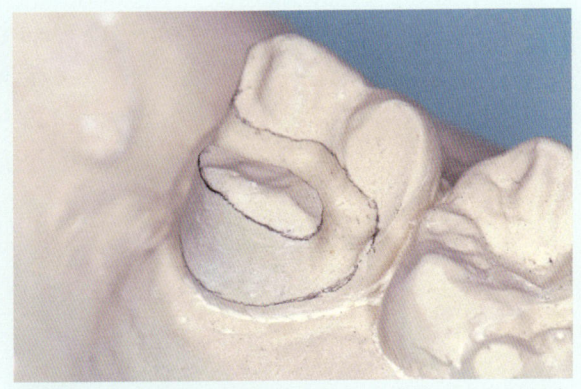

図13-6 欠損反対側隣接面の形成では隣在歯との接触点を避ける

充塡がなされている場合でも除去が必要となる．また，除去によりアンダーカットが生じた場合には，セメント類による裏層は行わず，リテーナー装着時に接着性レジンでダイレクトに補塡する．

3 リテーナーが維持される原理

接着界面は，荷重方向によって耐えられる強度が大きく異なり，圧縮方向には剪断や引張り方向に比べて数倍の荷重にも耐えることが可能である．このため，接着ブリッジに加わる咬合圧の大部分が，リテーナーを接着した界面に対して圧縮方向に加わるように設計することが必要となる（図13-9）．

咬合面に設置されるリテーナーのバー状部分と，舌側や口蓋側を被覆するウィング状の部分は異なった役割を果たしている（図13-10）．ブリッジに加わった垂直方向の咬合圧の大部分は，バー状の部分に伝わり，その接着界面に圧縮力として加わる．このため，バー状部分をあまり細くすると剪断応力だけで耐えることになり，接着耐久性が著しく低下する．

ウィング状部分は，ポンティック部分に加わった側方力や回転力を吸収するうえで重要な役割を果たしている．この場合も，接着界面は圧縮応力で耐えることが原則となる．

4 リテーナー各部分の形状について

1 ◆ 臼歯部リテーナー

接着修復に最も適した合金は金銀パラジウム合金とされている．これは，貴金属接着プライマーとの反応性が高い銅やパラジウムなどを多く含むためである[4]．ここで，金銀パラジウム合金で製作する接着嵌合リテーナーの各部の所要数値について考えてみたい（図13-11）．

ポンティック部分を中心に加わる咬合圧を50kgf，金銀パラジウム合金の比例限を40kgf/mm²と想定してみる．咬合圧の大部分を負担するバー状の部分に1.2×1.2mmの太さがあれば，50kgf/1.2×1.2mm²＝34.7kg/mm²となり，比例限内で変形を生じることなく咬合圧に耐え得るものと思われる．また，ウィング状の部分については，0.8mm以上の厚さを確保することができれば，ポンティックに25kgf程度の側方圧が加わっても，余裕をもって耐えることが可能である．

以上のような条件を満たしたにもかかわらず，咬合面中央のバー部分の破折を生じることもある（図13-12，13）．この症例では，近心隣接面に生じたう蝕が咬合面直下まで進行したため，バーは歯質の支えがなくなり宙ブラリンとなって噛み折られたものと考えられた．接着ブリッ

リテーナー各部分の形状
1. 口蓋側，舌側のウィング状部分の最厚部は0.8mm以上を確保
2. ウィング状部分は4〜5mmの上下幅を有することが望ましい
3. ウィング状部分の下縁は歯肉縁上に設置することが望ましい
4. 咬合面中央のバーは，1.2×1.2mm以上の断面寸法を確保
5. 既存の充塡物は完全に除去して，リテーナーの一部として設計する

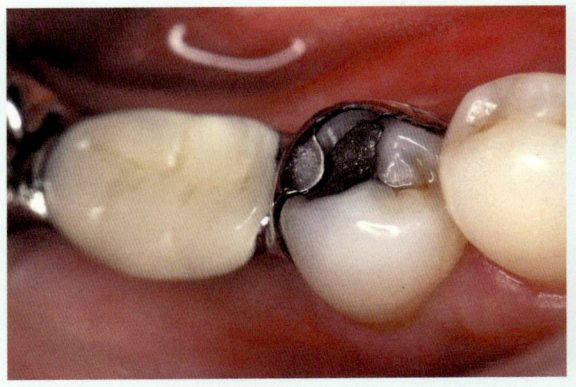

図13-7 支台歯の既存の修復物を残したままにすると剥離が生じやすい

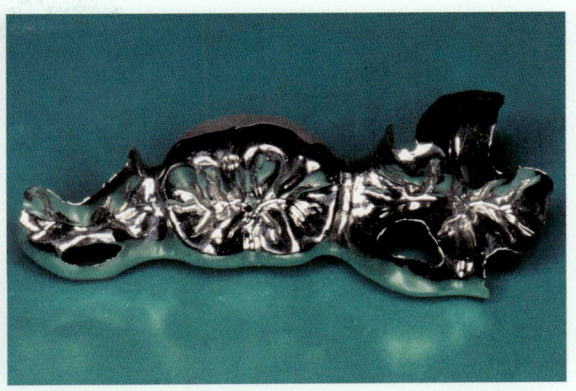

図13-8 充填物や修復物は除去してから，その部分を取り込んだデザインのリテーナーを設計する

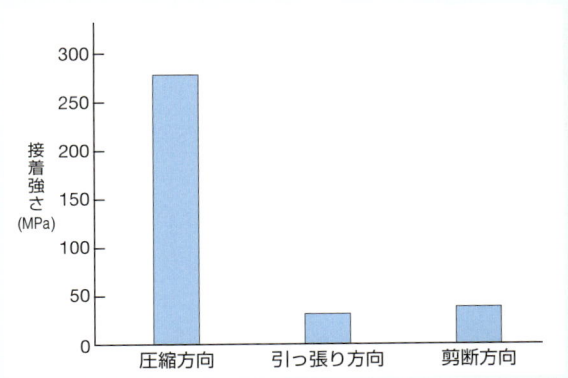

図13-9 接着試験片に対する荷重方向の違いが接着強さに及ぼす影響
　　　　被着体：12％金銀パラジウム合金
　　　　接着材：パナビア F2

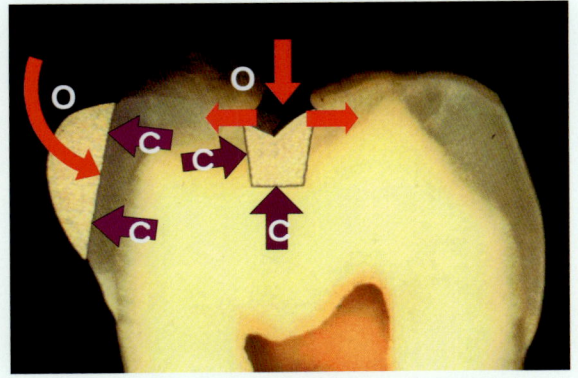

図13-10 リテーナーの各部分はブリッジへの荷重を圧縮応力として受け止める
　O：咬合圧
　C：圧縮応力

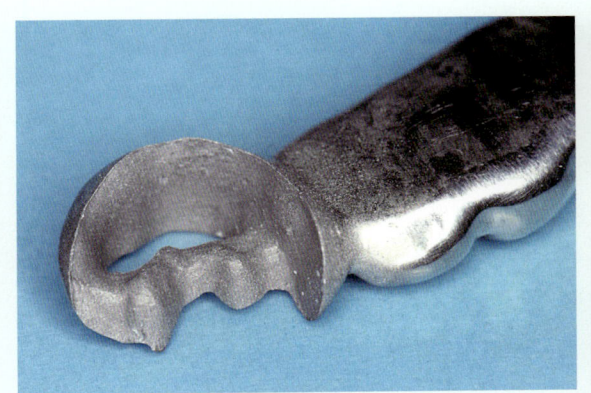

図13-11 所要形状を満たした接着嵌合リテーナーは高い剛性を有する

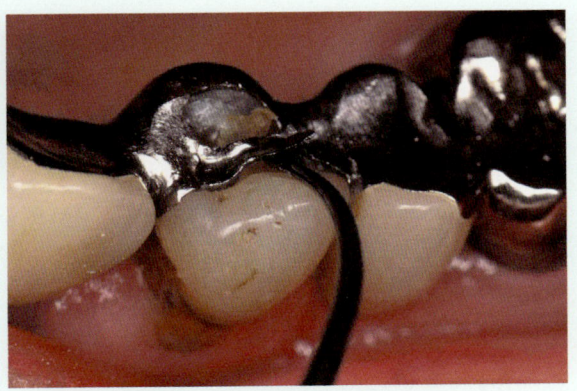

図13-12 咬合面のバー状部分が破折したリテーナー

13 接着ブリッジのリテーナーをデザインする

ジは，リテーナーの歯肉側マージンが縁上に設定されることが多く，さらに，レジンセメントの物理・化学的性質が安定していることなどから二次う蝕への罹患は比較的少ないと考えられている．しかし，いったんリテーナーが装着されている領域にまでう蝕が進行した場合には，従来型の嵌合ブリッジに比べて影響ははるかに深刻であり，容易に剥離に至る事故となる．

2◆前歯部リテーナー

上顎前歯部のリテーナーは下顎歯と緊密に咬合することが多く，メタル厚さの確保が困難である．このため，リテーナーの変形による剥離防止が重要となる．基本的には，田上らが次項で述べるように，機械的強度の高い合金の使用が有効である．また，構造面においては，グルーブやレッジなどの付与は嵌合維持力の増強だけにとどまらず，梁の役目を果たして，メタルの変形防止に効果を発揮する．比較的最近になって試みられているデザインに，臼歯部デザインを前歯に応用したものがある（図13-14）．この場合，舌面中央部に残された島型の歯質部分の軸側壁面が圧縮応力発揮の主体となり，しかも下顎歯との咬合接触を歯質部分で行わせることが可能である．

このほかに，従来型の接着ブリッジを基本にしたデザインもあり，下顎の症例に多く用いられる．下顎では，咬合に起因する制約が少ないことから，メタル厚さの確保が容易である．このため，ブリッジがずれて誤った位置に装着されることを防止する目的などでレッジが付与されるが，特殊な形態は必要としない症例が多い[1]．犬歯装着例では，隣接面にグルーブを追加した（図13-15，16）．

5 前歯部症例への接着ポンティック法の応用

接着ポンティック法[5,6]は，支台歯への装着において，舌面への突出を最低限にとどめることが可能である．このため，上顎前歯部の症例では，メタルリテーナーを使用する接着嵌合ブリッジよりも咬合関係からの制約が少なく，設計が容易な場合が多い（図13-17）．また，下顎前歯部では，支台歯の外観にはほとんど変化が生じないため，前装冠支台のブリッジよりも審美性に優れる場合が多く，便宜抜髄などの歯髄処置も必要としない（図13-18）．

下顎前歯ではポンティック接着部位の補強を必要としない場合も多いが，上顎の症例では接着部の断面形状や，咬合圧の荷重方向の関係から，永久処置として考える場合には補強作業が必要となる[6,7]．補強材料には，ポリエチレンやグラスファイバーを編んだテープ状のもの（テクスチャー）と，既製のメタルピンの2種類が多く用いられる．

前歯部リテーナーの上下顎における違い

上 顎
1. 可能な限り隣接面グルーブなどの補助維持を追加
2. 咬合接触部位のメタルが薄くなりすぎる場合には，被覆せずに歯質のまま残す
3. さらにメタル厚さの確保が困難な症例には，対合歯削除で対応

下 顎
1. 従来からの接着リテーナーと同様のデザインで良い．装着時の位置ずれ防止をかねてレッジを付与する
2. 下顎リテーナーの最厚部は0.8mm以上を確保

接着ポンティック法の術式

1. レジン歯の選択と形態修正（長期使用では硬質レジン歯が望ましい）
2. レジン歯の被着部分にアルミナブラスティング処理（硬質レジン歯では，さらにシランカップリング剤およびボンディング材を塗布）
3. 支台歯の被着部分をリン酸エッチング
4. スーパーボンドC&Bにて装着（クリアパウダーを使用）
5. 硬化後に，舌面の金属補強材を挿入する部分に窩洞を形成
6. 歯質が露出した場合には歯面処理を施す
7. アロイ-プライマー（クラレメディカル）を塗布した金属補強材を窩洞に挿入して，再びスーパーボンドC&Bにて填塞

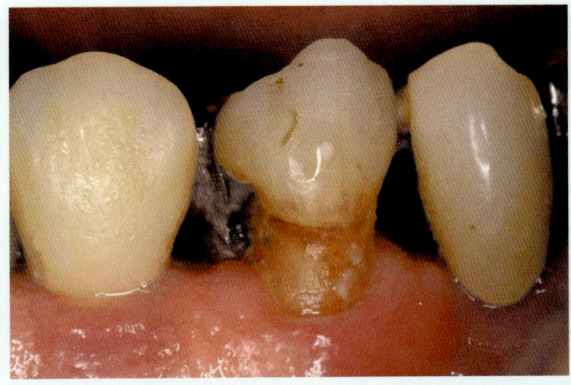

図13-13 隣接面に生じたう蝕がバー直下まで進行している

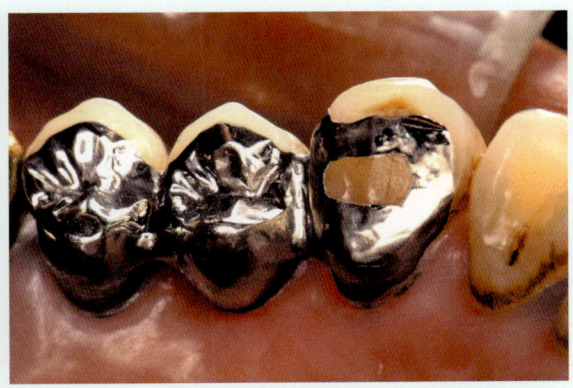

図13-14 臼歯部デザインを応用した前歯部の接着嵌合リテーナー

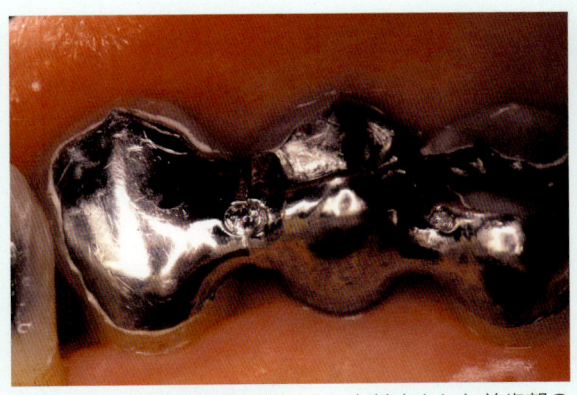

図13-15 従来の接着リテーナーを基本とした前歯部の接着嵌合リテーナー

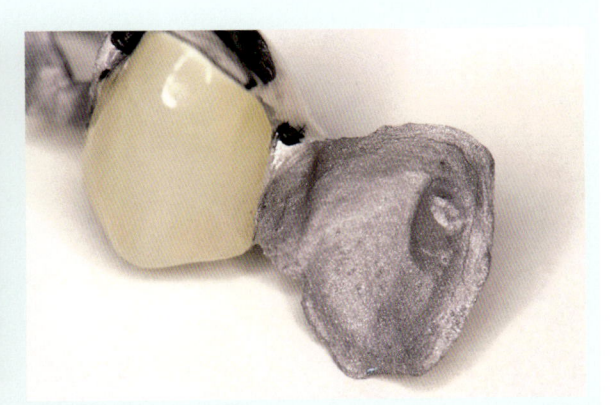

図13-16 支台歯にはレッジを付与するとともに、隣接面にグルーブを追加

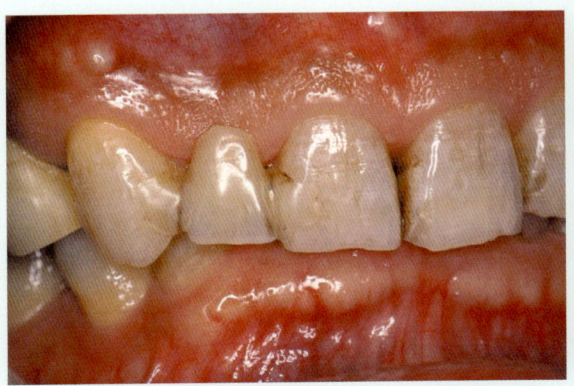

図13-17 咬合が緊密な症例に用いられた接着ポンティック（スーパーボンドC&B使用）

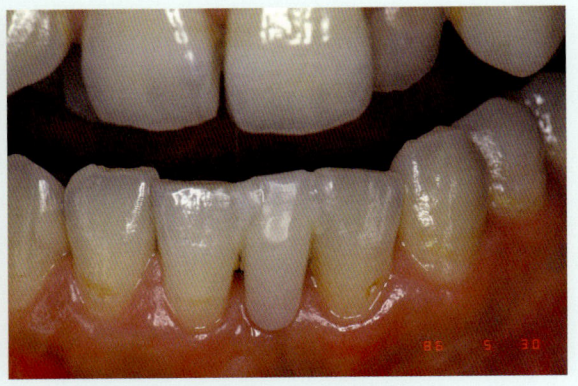

図13-18 下顎前歯に用いられた接着ポンティック

13 接着ブリッジのリテーナーをデザインする

接着ポンティック法における補強材料(1)

金属補強材	製造
デンタータス・クラシック	デンタータスAB
ADポスト	クラレメディカル
T.M.S.リンクプラスピン	ウェールデント

接着ポンティック法における補強材料(2)

ファイバー補強材	製造
ポリエチレンファイバー系：	
リボンド	リボンド
コントラクト	サイブロンデンタル
グラスファイバー系：	
ベクトリス	イボクラ
ファイバーコア	ジェネリックペントロン
エバースティック	スティックテック

テープ状の補強材には，リボンド（リボンド社）のようにテクスチャーだけでの供給と，エバースティック（スティックテック社）のようにレジンモノマーが予め含浸させてあるものがある[8]．テクスチャーだけの場合には，フローアブルタイプなどの粘性の低いレジンを十分に浸透させることを必要とする．もし，テクスチャー内部へのコンポジットレジンの浸透が十分に行われないと，テクスチャーの吸水膨潤により失敗を生じる（図13-19, 20）．また，咬合が緊密な場合には，テクスチャーの厚み分だけ歯質削除が必要となる．したがって，上顎症例用の補強材料としてはメタルピンが効果的である．下顎であっても補強が必要な症例については，テクスチャーが有利な場合もある．

メタルピンで補強する場合には，ピンの突出を防止するために，わずかながら歯質削除を必要とする（図13-21, 22）．しかし，その量は冠部歯質の2％前後に過ぎず，接着ブリッジのリテーナーが10～15％の削除を必要とするのに比べてごくわずかである．ピンの材質にはステンレスやチタンなどがあり，金メッキを施したものが金属色の透過も少なく，審美性に優れている．補強ピンの挿入は，ポンティックの支台歯への接着固定とは別に行った方が容易である．接着材が硬化してから，ポンティックと支台歯にまたがる細長い窩洞形成し，そこにピンを挿入してから接着性レジンで埋め戻す．

接着ポンティック法では，さまざまな被着体を対象とする接着システムの集大成であり，歯質とメタルリテーナーだけを被着体にする接着ブリッジに比べると，はるかに複雑な構成である（図13-23）．ピンの長さを調節のために切断すると，断端にはステンレスが露出する．このため，非貴金属合金に対する接着システムが必要となる[9]．ピンの金メッキされた表面には貴金属合金の接着が行われる[4]．レジン人工歯は耐摩耗性を考えると硬質レジン歯の採用が望ましく，その被着面にはアルミナ・サンドブラストとシランカップリング剤塗布による接着前処理を必要とする[5]．補強ピンを収める窩洞の底部に象牙質が露出した場合には，エナメル質に加えて象牙質用の接着用表面処理が必要となる．

なお，既製レジン歯をポンティックとして使用する接着ポンティック法に最も適切な接着材は，MMA-PMMA系の組成を持つスーパーボンドC&Bである．

接着ポンティック法は多くの症例において優れた臨床成績を示すものの，メタルリテーナーをもつ接着ブリッジに比べると咬合圧負担能力の低さは明らかである．また，リンゴやキュウリの丸かじりなどにより衝撃力が加わると比較的容易に剥離を生じる．剥離の多くは，レジン歯と接着性レジンの接着界面で生じるため，今後，レジン系材料とのより強

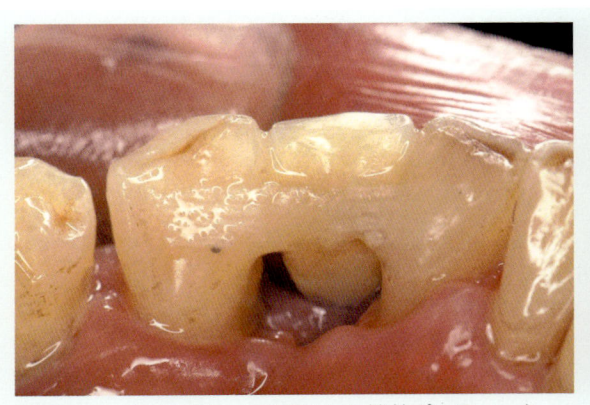

図13-19 テクスチャーで補強した接着ポンティック

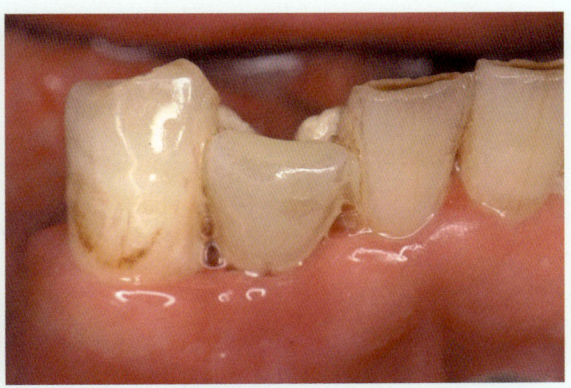

図13-20 接着材の浸透が不十分であったため，テクスチャーが膨潤した

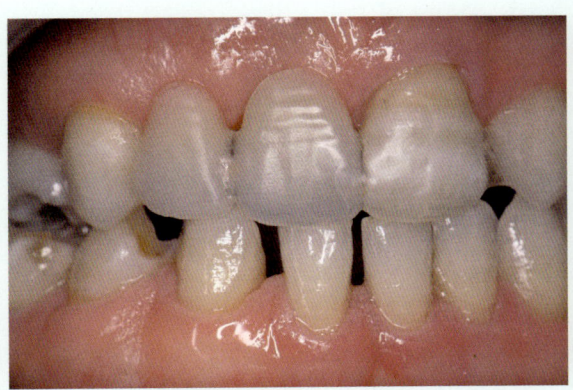

図13-21 上顎前歯部2歯欠損の接着ポンティック（スーパーボンドC&B使用）

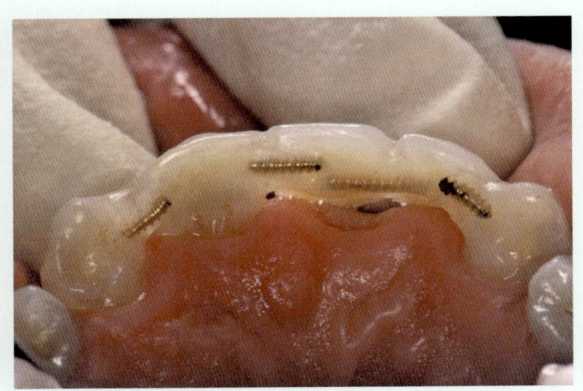

図13-22 既製メタルピン（デンタータス・クラシック，デンタータスAB）による補強

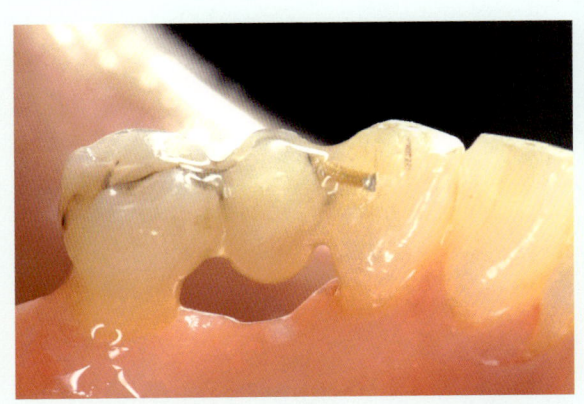

図13-23 接着ポンティック法はさまざまな被着体に対する接着システムで構成されている

力な接着システムが開発されるとともに，接着部分の補強方法の改善により，接着ポンティック法はさらに有用性を増すものと期待される．

(田中　卓男)

文　　献

1) 松村英雄，田中卓男：コバルト-クロム合金製接着ブリッジ10症例の長期臨床成績，接着歯学，20(3)：205〜209，2002．
2) 田中卓男：欠損歯補綴における接着技法の応用，接着歯学-Minimal Interventionを求めて，73〜75，医歯薬出版，東京，2002．
3) 清水博史，高木明夫，森口茂樹，他：前歯部接着ブリッジの接着強度に及ぼすウイングの形状の影響，補綴誌，30(2)：392〜397，1986．
4) 小島克則：SH基を有する官能性モノマーの歯質および歯科用合金への接着に関する研究，歯材器誌，5(1)：2〜105，1986．
5) 田中卓男，松村英雄，熱田　充，他：レジン歯をポンティックとして用いた接着ブリッジの研究，補綴誌，38(3)：507〜514，1994．
6) Minesaki Y, Suzuki S, Kajihara H, et al.：Effect of reinforcement methods on the retention of resin-bonded fixed partial dentures using a composite denture tooth as a pontic: in vitro evaluation, J Adhesive Dent, 5(3)：225〜234, 2003.
7) 中島由佳，嶺崎良人，宮里ありさ，他：硬質レジン歯を支台歯に接着固定するブリッジの研究，補綴誌，43(2)：286〜292，1999．
8) 嶺崎良人，田中卓男：硬質レジン歯をポンティックとして使用する接着ブリッジ，日本歯科評論別冊／歯冠色修復とその技法，195〜200，2003．
9) Matsumura H, Tanaka T and Atsuta M：Effect of acidic primers on bonding between stainless steel and auto-polymerizing methacrylic resins, J Dent, 25(3-4)：285〜290, 1998.

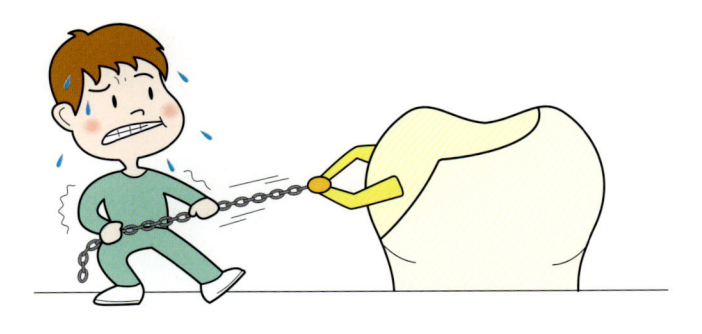

13　接着ブリッジのリテーナーをデザインする

14 前歯接着ブリッジの基本的術式

1 はじめに

　前歯部の接着ブリッジ，固定，保定は臨床的要求度が高い反面，適用できる症例にはかなりの制約がある．その理由として，

1) 上顎舌側に下顎切縁が対合するため，フレーム厚さの確保が困難である
2) リテーナーを歯面から剥離させる力が加わりやすい
3) リテーナーの被覆面積を増すと金属が露出する
4) 歯の動揺が顕著である場合，歯間部の接着材が剥離しやすい

などがあげられる．逆に以上のような点を踏まえて症例を選択し，適切な設計と処置を行うことができれば経過は良好になるものと思われる．

　また，前歯部欠損補綴は臼歯部以上に審美性の回復を要求される．リテーナーの接着面積は可及的に広い方が望ましいが，審美性を阻害しないことも必要である．暫間補綴に近い処置として，人工歯の直接接着法や既製のピンを用いて金属の露出を少なくする方法も報告されている．本稿では前歯欠損に対する接着ブリッジの技法および材料について紹介する．

2 側切歯欠損症例に対する補綴処置

　患者は初診時17歳の女性で，矯正治療の保定期間中に上顎側切歯の欠損補綴を行うこととなった（図14-1，2）[1]．上顎側切歯は2本とも先天的欠損である．補綴科初診時，支台歯はやや動揺し歯肉炎にも罹患していて後戻り傾向もあったため，メタルフレームを用いた接着ブリッジを選択した．矯正医より中切歯間の固定は不要であるとの情報提供を得て，リテーナーは1歯欠損の2装置とし，保定装置調整の都合上片側ずつ補綴治療を行うこととなった．

　はじめに，接着ブリッジについての十分な説明を行い，患者から処置に対する同意を得た．その後，咬合状態の診査を行い，前歯部における接触点をマーキングして支台歯形成のデザインを検討した（図14-3，4）[1]．その結果，この接触点を避けて，かつメタルフレームが正面から見えない範囲に接着面を設定することとした．接着面積が比較的広範囲に確保できることから，歯質保護の目的でグルーブは付与しないこととした．

形成後，精密印象材による印象採得，咬合採得を行って作業模型を作製し，金銀パラジウム合金（キャストウェルM.C.12：ジーシー）製メタルフレームを鋳造した．ポンティック部分にはリテンションビーズSS（ジーシー）を原型とする球状維持装置を付与し，粒径70μmのアルミナによるサンドブラスト後，前装用レジン（アクシス：ジーシー）を築盛した（図14-5）．

　完成した装置を試適後，咬合調整と研磨を行った．金属被着面に対し，粒径70μmのアルミナでサンドブラスト処理後，貴金属接着プライマー（V-プライマー：サンメディカル）を塗布した．支台歯形成面はすべてエナメル質の範囲内であったため，リン酸（スーパーボンド表面処理剤レッド：サンメディカル）でエッチングを行った．簡易防湿後，装置をレジン系装着材料（スーパーボンドオペーク：サンメディカル）筆積法で接着した（図14-6）．その後，右側にも同様の技法で接着ブリッジを

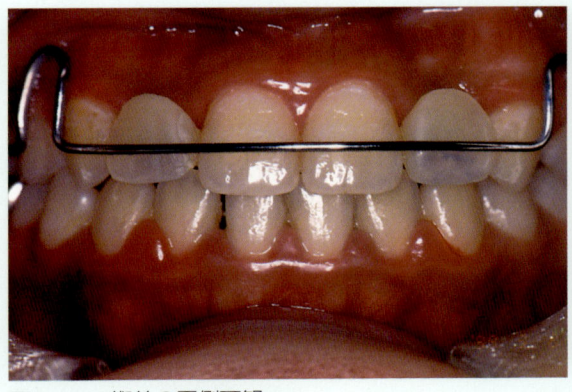

図14-1 術前の唇側面観
欠損部の暫間補綴装置は床型保定装置の口蓋側床を延長して作製した

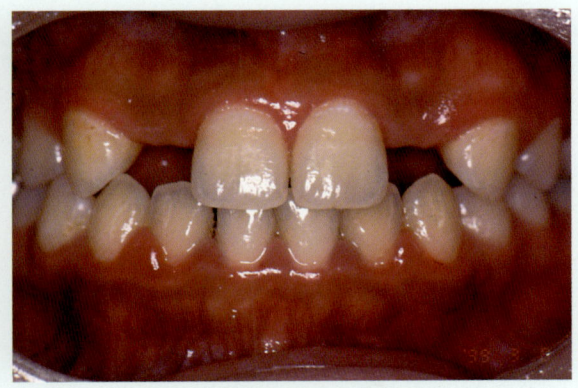

図14-2 術前の唇側面観（保定装置をはずしたところ）
下顎前歯部歯肉が腫脹している

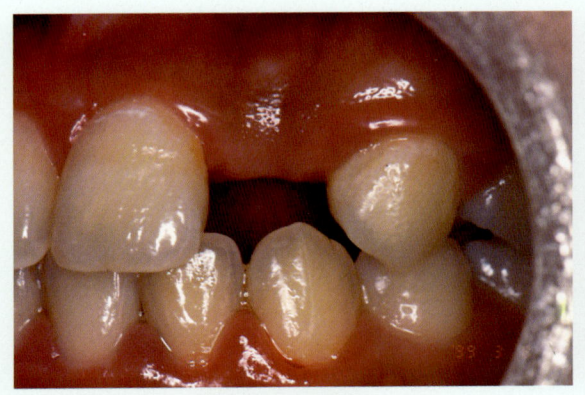

図14-3 上顎左側側切歯の欠損部分
歯槽骨の吸収はほとんど認められない

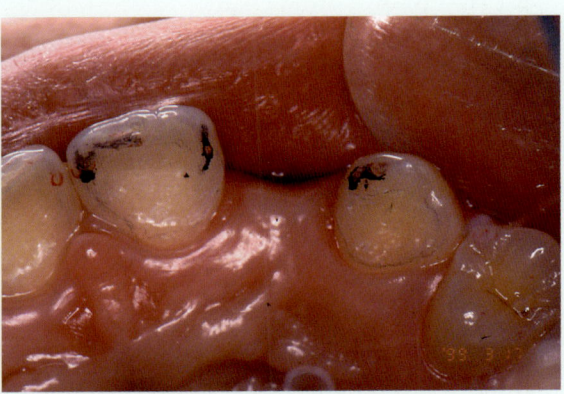

図14-4 咬合紙を用いて接触点を印記し，さらにマジックでマーキングする

装着した（図14-7，8）[1]．

両側の装置装着後，約1年毎に術後管理を行った．図14-9[1]は装着後約4年経過した状態であり，良好な状態で推移している．

3 術式と材料の選択

最近，両隣接歯が健全である場合，若年者前歯の欠損補綴において全部被覆冠の支台装置を使用しない傾向にあり，このことが歯科医師国家試験にも出題されている．また，インプラントが選択される場合もあり，患者に対しては接着ブリッジを含めた3種の選択肢を提示して，本人の意向を尊重しつつ装置を決定するのが通常の流れとなっている．本稿で供覧した症例は保定も主たる目的とすることから，接着ブリッジを選択することになった．

接着ブリッジ装着における代表的接着システムを表14-1に示す．接着面は基本的にエナメル質とする．最近，セルフエッチングプライマーが市販されているが，補綴装置をエナメル質に接着するにはリン酸エッチングと接着剤，またはボンディング剤の併用が必要である．リン酸エッチングは歯の表面を粗造化して，レジンを機械的に維持する．

金属は強度の高い合金を使用することが望ましく，金合金ならばTypeⅣを選択する．また，金合金，金銀パラジウム合金をフレームとする場合は前装材を築盛する前に硬化熱処理を行う．非貴金属合金を使用する場合はCo-Cr合金が最も適しているが，現在，固定性補綴装置へ応用できる合金は少ない．リテーナーの接着面は試適後，装着直前にアルミナのサンドブラスト処理を行う．試適を先行させる理由は接着面を唾液等で汚染させないためであり，サンドブラスト処理を行う理由は金属接着面の機械的清掃と粗造化による接着面積の増加である．

リテーナーが貴金属である場合はこの後貴金属接着用プライマーを塗布する．このことにより，貴金属に接着する成分であるVTDやMTU-6（表14-1）を金属面に吸着させて，装着材料との本来の意味での接着を図る[2〜5]．

装着材料に歯質接着性化合物（4-METAやMDP）が含まれている場合，ボンディング剤を別途使用する必要はない．スーパーボンドは液成分に歯質に接着する4-METAモノマーを含み，モノマー−キャタリスト混和液を筆で歯面に塗布することにより，ボンディング剤としての機能を果たす．粉末と混和液を筆積法で塗布すると，キャタリスト（トリ-n-ブチルホウ素：TBB）によってレジンが重合する．

接着ブリッジに適した症例
両支台歯に健全エナメル質が多い
う蝕罹患傾向が低い
支台歯の骨植が良好
インプラント適用が困難
外傷による前歯欠損

接着ブリッジの適用が困難である症例
歯面の咬耗が顕著
エナメル質の接着面積が少ない
支台歯に広範囲のコンポジット修復がある
前歯部で咬合が緊密
支台歯の動揺が顕著
歯間空隙がある前歯

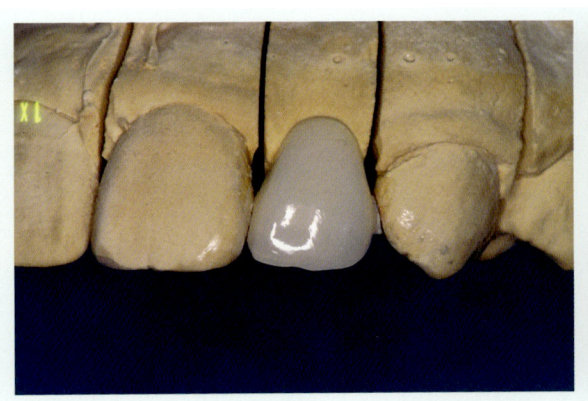

図14-5 メタルフレーム作製，レジン前装後，研磨し作業模型上に戻した状態

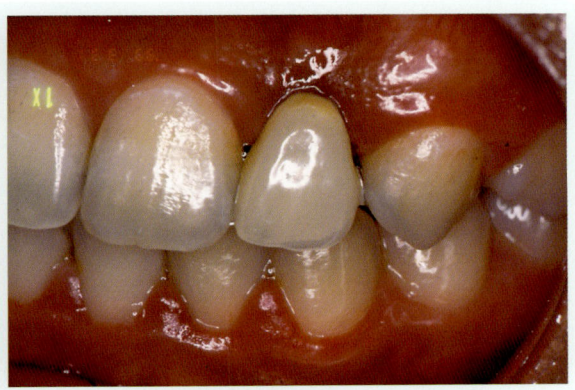

図14-6 上顎左側前歯部に接着ブリッジを装着したところ（唇面観）

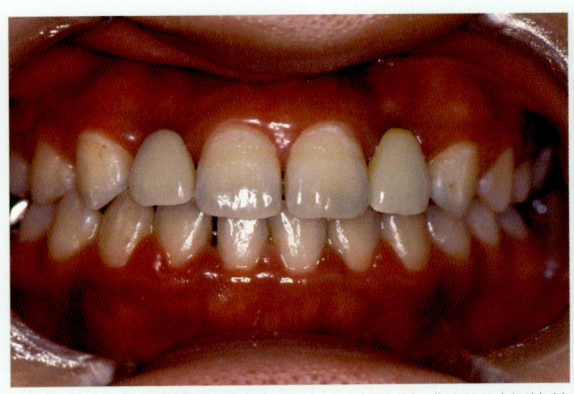

図14-7 上顎右側前歯部にも同様に接着ブリッジを装着した．正面からは金属色が全く見えない

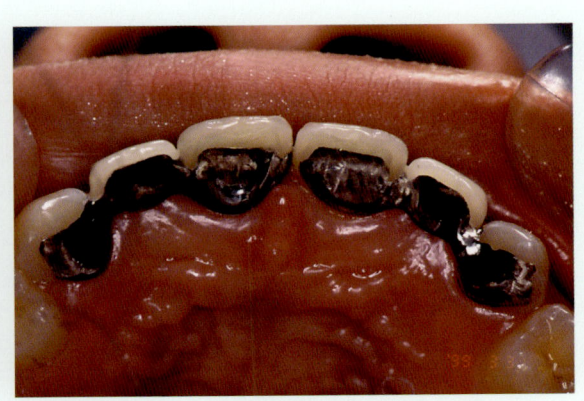

図14-8 接着ブリッジ装着後の前歯部の舌面観 接触点を避けた設計は咬合関係の狂いが少ない

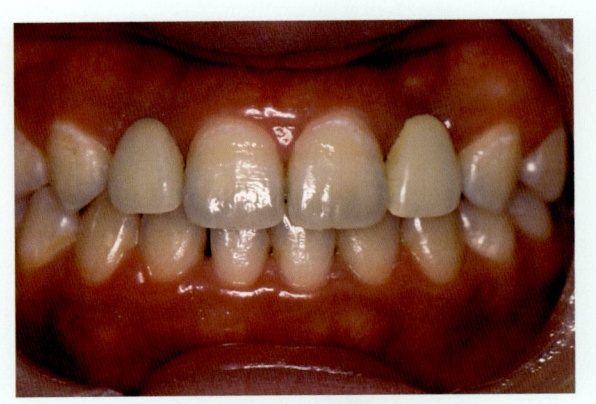

図14-9 装着後約4年経過した接着ブリッジ 歯肉の状態も改善され経過は良好である

14 前歯接着ブリッジの基本的術式

表14-1 接着ブリッジ装着のための代表的材料と技法

名　称	製造／取扱	接着性モノマー	備　考
支台歯の表面処理	………接着面を基本的にエナメル質とする．処理液は37〜40%のリン酸ゲルが望ましい．30〜60秒処理後，十分水洗，乾燥する．		
鋳造用合金とプライマー	…Type IV金合金，金銀パラジウム合金，Co-Cr合金など．試適後にアルミナでサンドブラスト処理を行う．		
V-プライマー	サンメディカル	VTD	貴金属のみに使用
メタルタイト	トクヤマデンタル	MTU-6	貴金属のみに使用
アロイプライマー	クラレメディカル	VTD, MDP	貴金属，非貴金属両用
装着材料			
スーパーボンドC&B	サンメディカル	4-META	貴金属合金接着時には貴金属用プライマー塗布後に接着
パナビアフルオロセメント	クラレメディカル	MDP	貴金属合金接着時には貴金属用プライマー塗布後に接着

MTU-6, VTDは含硫黄モノマー，MDPは疎水性リン酸エステルモノマー，4-METAはカルボン酸誘導体モノマー
含硫黄モノマーは貴金属にのみ有効で，エナメル質と非貴金属合金に対しての接着効果はない
MDPと4-METAはエナメル質と非貴金属合金に対してのみ接着効果がある

4　おわりに

　接着ブリッジ設計の原則としては，接着面積確保の他，保持形態，抵抗形態の付与などがある．そして臨床的にはこれらの基本的デザインに加えて，患者の希望や審美性をも配慮した個別の設計が必要となる．このことは装置の臨床成績を左右すると共に患者の満足度にも強く反映される．

　接着ブリッジのリスクを排除し，Minimal Intervention[6]を実現することは歯科医師の努力と技量によって初めて達成できるものと確信する．

（田上　直美，松村　英雄）

　図14-1，2，4，7，8，9は文献[1]に症例報告として掲載された．本稿においては許可を得て転載した．

文　献

1) Tanoue N, Yanagida H and Matsumura H : Use of resin-bonded fixed partial dentures as permanent retainers : A clinical report, Int Chin J Dent, 4 : 40〜43, 2004.
2) 松村英雄，熱田　充：新世紀の歯科診断と歯科治療　接着，日歯医学会誌，20 : 25〜31, 2001.
3) 下江宰司，吉田治志，松村英雄：高密度充填型コンポジットとType IV金合金で製作した接着ブリッジの前装および接着技法，QDT, 27 : 275〜281, 2002.
4) 松村英雄，熱田　充：貴金属合金接着システムを応用した歯冠修復法，日歯医師会誌，55 : 949〜954, 2003.
5) 松村英雄，下江宰司：接着効果を高めるプライマーの使い方—臨床編—，東歯医師会誌，51 : 251〜258, 2003.
6) 日本接着歯学会編：接着歯学　Minimal Interventionを求めて，7章　歯の欠損，医歯薬出版，東京，2002.

15 メタルボンドクラウンの破折修理

1 はじめに

　破損した歯冠補綴物の修理を行う場合，破折片やコンポジットレジンを用いて口腔内で直接回復する方法と，間接法で修理用の装置（以下，補修冠と呼ぶ）を作製し，装着する方法がある．一般に破損の程度や範囲が小さいときや，破折片が原形をとどめて保存されているときに前者が選択される．一方，それでは長期の良好な予後が期待できないときや，より高い次元の審美性が要求されるときは後者が選択される．

　メタルボンドクラウンはメタルフレームの併用による補強がなされているとはいえ，衝撃に対して破折が生じやすい歯冠補綴物のひとつである[1]．したがって，従来からメタルボンドクラウンの破折に対する修理法が種々検討されてきた[2〜11]．今日では，接着歯学の進歩によって金属や陶材[12]に対する接着の確実性が飛躍的に向上している．そこで，メタルボンドクラウンの破折修理に接着技法を応用すれば，口腔内で直接行う修理も補修冠を作製して装着する修理も良好な予後が期待できる[7, 9, 11]．

　本稿では，症例を通じてメタルボンドクラウンの破折に対する補修冠を応用した接着治療の術式と，背景となる基本的な考え方について述べる．

補修冠
多数歯にわたる大型の補綴装置の一部が破損した場合などに，間接法で作製される補修用の装置．他にオーバーキャスティングあるいはオーバークラウンと呼ばれることもある．前装されることが多い．

2 症例

1 ◆ 概要

　患者は58歳の女性で，3年前にメタルボンドクラウンの支台装置とポンティックから構成される比較的スパンの長いブリッジが装着されていた．支台歯は右上犬歯，側切歯，左上中切歯，側切歯および第一小臼歯で，左上中切歯と右上犬歯が欠損している2歯欠損，5歯支台のブリッジであった．診療録の記載から使用金属はメタルボンド用金合金（Degudent-Universal：デグサジャパン），陶材はVITA VMK-68（VITA）で装着材料はリン酸亜鉛セメント（エリートセメント100：ジーシー）であることがわかった．右上中切歯のポンティックが破折して内部の金属が露出しており，審美障害を訴えていた（図15-1）．

　破折片は紛失したとのことであった．ブリッジの他の部位に異常は認められず，設計や対合歯との咬合接触関係に問題はないように思われたが，上顎左右側臼歯部に欠損があり，専ら前歯部で咀嚼していることが伺えた．問診の結果，破折の原因は硬い食品を当該部で強く咬んだこと

による衝撃力と判断された．

　事情が許すなら，本ブリッジを撤去後，新規にブリッジを再作製するのが最良の処置である旨を患者に伝えた．しかしながら，予想される費用，来院回数および期間などに関して患者の合意は得られなかった．そこで，破折片が利用できないこと，および破損の範囲が比較的大きいことを考慮し，補修冠を作製して破損部のみを修理することにした．著者はブリッジ本体と同じ組合せの材料を薦めたが，今回は経済的理由から金銀パラジウム合金と歯冠用硬質レジンの組合せ[13]で作製することになった．

2◆処置と補修冠の作製

　エアータービンとダイヤモンドポイントを注水下にて用い，破損部唇側面の形成を行った．補修冠を作製するのに必要な厚みを確保し，かつ装着の妨げになるアンダーカットがないよう形成したところ，結果的にポンティックの歯頸部までほぼ全面が削除された（図15-2）．補修冠の維持のため舌側面の形成も行った．機械的維持もできるだけ利用するため，可能な限り広範囲に形成したいところであるが，本ブリッジのメタルフレームはかなり薄く作製されており，十分な削除は困難であった（図15-3）．ポンティック基底面に残ったアンダーカット部を水硬性仮封材（キャビトン：ジーシー）でブロックアウトし，親水性ビニルシリコーン印象材（エグザファインパテタイプ，インジェクションタイプ：ジーシー）を用いて精密印象採得を行った．そして，次回の来院まで既製の前歯暫間修復用シェルクラウン（松風）と常温重合レジン（ユニファストⅡ：ジーシー）で作製した暫間補修冠を仮着した（図15-4，5）．通常の歯冠補綴物の暫間被覆冠より脱離が生じる可能性が高いと予想されたので，形成面をよく乾燥し，カルボン酸系仮封セメント（ハイボンドテンポラリーセメント硬性：松風）を使用したところ，次回来院時まで脱離は生じなかった．

　超硬石膏で歯型と歯列が一体となった作業模型を作製した（図15-6，7）．この模型上で補修冠のワックスアップを行い，12％金銀パラジウム合金（キャストウェルMC12％ゴールド：ジーシー）で鋳造し，歯冠用硬質レジン（ソリデックス：松風）で前装した（図15-8～10）．

3◆装着

　2回目の来院時，暫間補修冠の撤去と仮着用セメントの除去後，補修冠の試適と咬合調整を行い，鏡視により患者自身に確認してもらった．装着してよいという快諾が得られたので，引き続き補修冠とブリッジ被着面の表面処理を行った．補修冠の内面には粒径50μmのアルミナ粉末によるサンドブラスト処理に続き，貴金属用金属接着性プライマー（V

金属接着性プライマー
歯科用金属にレジンとの接着性を発現させる機能性モノマーを溶媒で希釈した1液性の材料．どの製品も約3～10m*l*入りのプラスチック製の容器で供給される．金属被着体表面に塗布または滴下して使用する．貴金属用，非貴金属用およびいずれにも対応できるものに分類される．

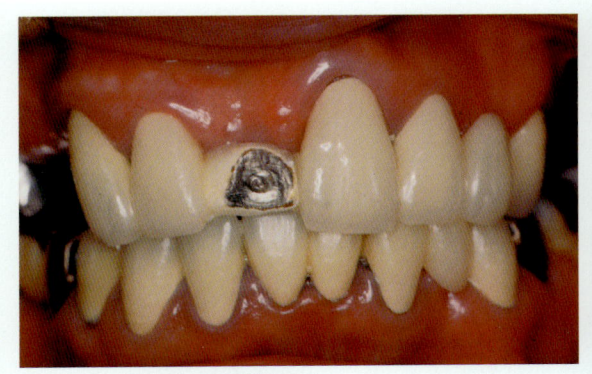

図15-1　初診時の正面観[11]
右上中切歯のポンティックが破折し，著しく審美性が損なわれている．破折片は紛失しており，利用できない．コンポジットレジンを盛り上げる方法は相当困難と想像される

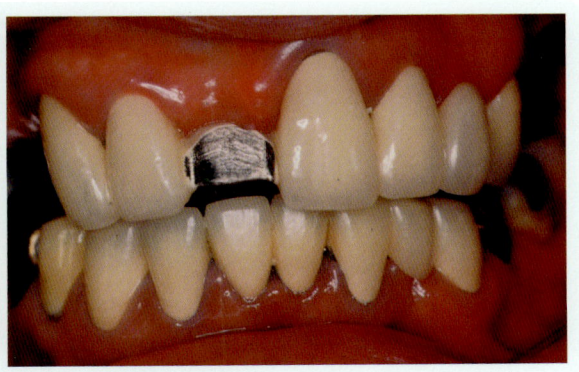

図15-2　唇側面の形成[11]
補修冠による修理を行うため唇側面の形成を行った．メタルフレームはメタルボンド用金合金であった．ポンティックの歯頸部までほぼ全面が削除された．切端部の厚みを確保したので歯冠長がやや短くなった

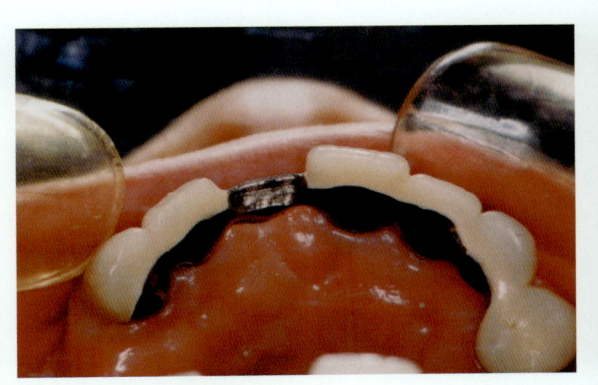

図15-3　舌側面の形成
舌側面も形成した．本ブリッジのメタルフレームはかなり薄く作製されており，広範囲の削除と機械的維持の併用は難しい状況であった

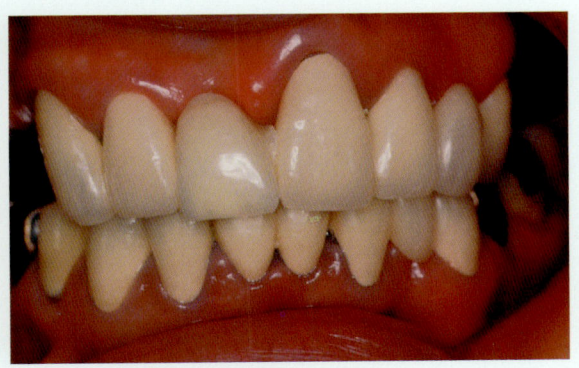

図15-4　暫間補修冠（正面観）
ポンティック部に仮着した暫間補修冠．十分乾燥してカルボン酸系仮封セメントを使用したところ，次回来院時まで脱離しなかった．患者は，歯頸線が左上中切歯と調和していないことに不満であった

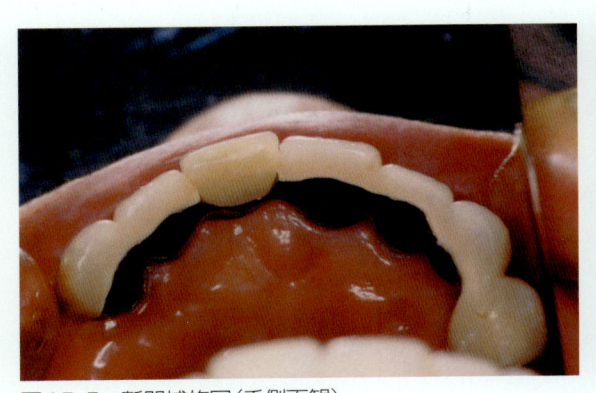

図15-5　暫間補修冠（舌側面観）
暫間補修冠は審美性の確保が主な目的であるため，舌側面はあらゆる下顎位においてごくわずかな間隙をもって対合歯と接触滑走しないよう咬合調整を行った

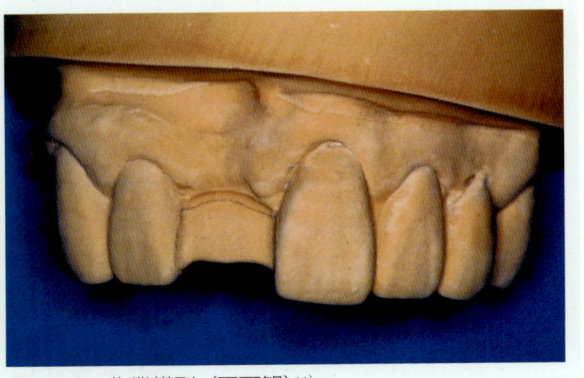

図15-6　作業模型（正面観）[11]
超硬石膏で作製した作業模型．形成限界は明瞭である．分割可撤式にする必要はなく，歯型固着式模型である．本例は咬合器に装着しなかった

15　メタルボンドクラウンの破折修理

プライマー：サンメディカル）を塗布した．一方，ブリッジ被着面に対しては，硬毛ブラシにスケーリング用ペーストを付けて機械的清掃を行い，十分に水洗乾燥してから，簡易防湿下で被着面のほとんどを占める金属形成面に同じプライマーを塗布した．

装着にはスーパーボンドC&Bアイボリー（サンメディカル）を用いた．色調と形態は周囲と調和しており，患者の満足が得られた（図15-11～13）．

当時，著者は口腔内の被着面に対するサンドブラスト処理[8, 10]を原則的に行わず，その分機械的維持を積極的に併用して補っていたが，さらに確実な接着効果を得るために金属被着面を粗造にしつつ接着を阻害する因子を除去し新鮮面を露出させる目的で，現在は必ずマイクロエッチブロー（モリムラ）などを用いて粒径50μmのアルミナ粉末を噴射した後にプライマーを塗布している．

また，本症例は被着面に陶材がほとんどなかったことから，金属のみを接着の対象としたが，陶材が被着面の多くを占めるような場合には，ダイヤモンドポイントで陶材表層を切削することによってミクロ的に粗造化し，リン酸ゲル塗布，水洗乾燥後シラン処理を行う[7]．陶材に対するサンドブラスト処理は，機械的維持や接着耐久性の向上に寄与しない[14]ことが報告されている．

前述のように補修冠の厚みや構造には若干の不安が残ったが，補修冠装着後7年以上が経過した．経時的に長期の予後を追跡するため，リコールに応じていただくよう再三申し出たが，患者の事情で再度の来院は叶わなかった．したがって，詳細は不明であるものの補修冠は現在も維持されており，自覚的には当該ブリッジが支障なく機能していることを電話で確認している．

3　まとめ

メタルボンドクラウンの破折に対する補修冠を応用した，現在最もスタンダードと考えられる接着治療のステップをフローチャートで図15-14にまとめた．基本的には2回の来院で処置は完了する．大型の補綴物になるほど重宝な技法である．

4　おわりに

メタルボンドクラウンの破折修理に応用される補修冠は，十分な厚みを確保することが困難なことがある．しかしながら，可能な範囲でできるだけ強度を持たせる構造を与えなくてはならない．また，形成の自由度が高いケースでは，接着技法と合せて維持孔などの機械的維持を積極

シラン処理
陶材と結合する部分とレジンと結合する部分を合わせ持つ機能性モノマーを用いる陶材用の表面処理．現在では，シランを活性化させる触媒として酸性モノマーが用いられる2～3液性のシステムが応用されている．

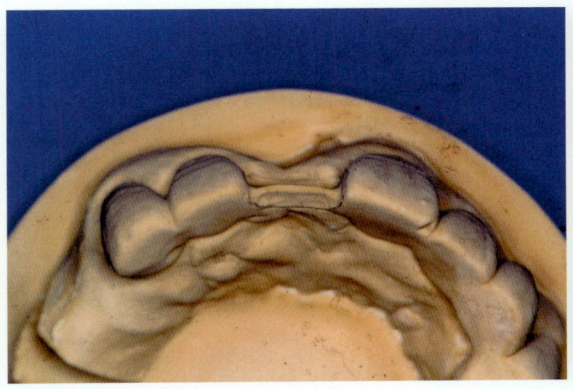

図15-7　切端方向からみた作業模型
舌側面の形成限界も明瞭である．結果的に残ったポンティックのメタルフレーム部分がかなり薄いのがわかる

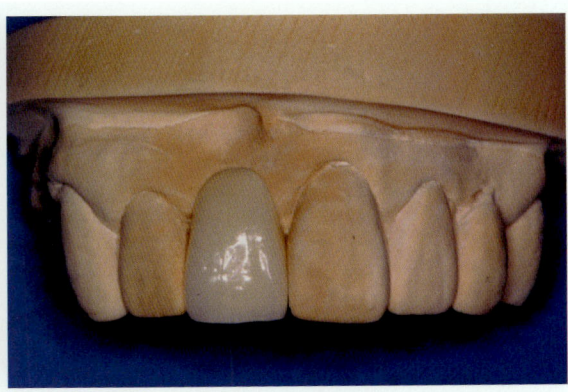

図15-8　模型上に適合させた補修冠
暫間被覆冠に対するクレームを参考に今回は審美性を優先してリッジラップ型とし，左上中切歯と歯頸線を調和させた

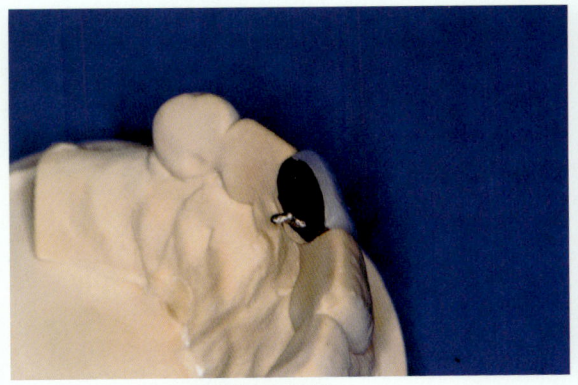

図15-9　補修冠の舌側面の形態
舌側面は模型上で周囲の歯と調和させた．咬合器に装着していないので，この段階では口腔内で咬合調整を行う予定である

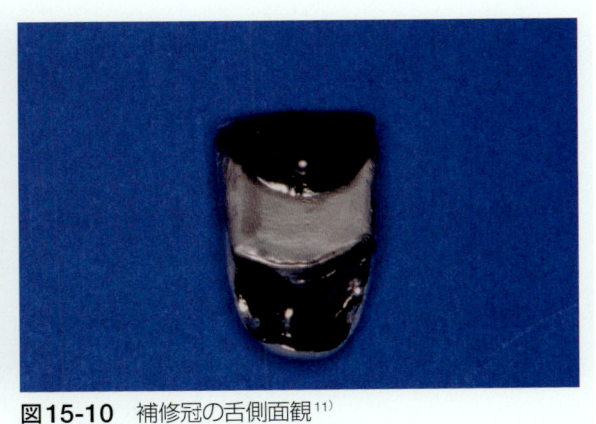

図15-10　補修冠の舌側面観[11]
唇側に比べ舌側が短い．接着に関与できない歯頸部が意外に長い．ここに歯肉の形態に対応した凹凸があり，衛生的には望ましくない

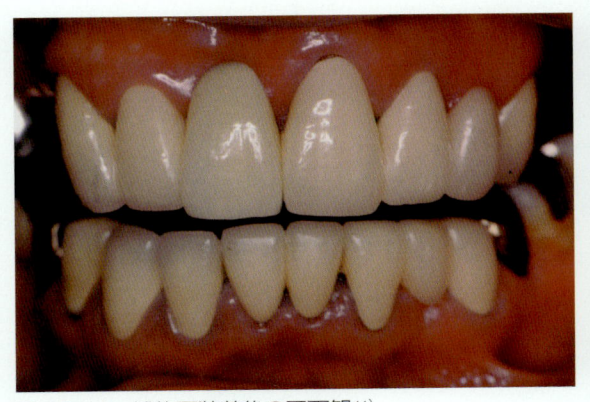

図15-11　補修冠装着後の正面観[11]
スーパーボンドC&Bで補修冠を装着した．陶材であった部分を歯冠用硬質レジンで置換したが，良好な審美性が回復できたと思われた

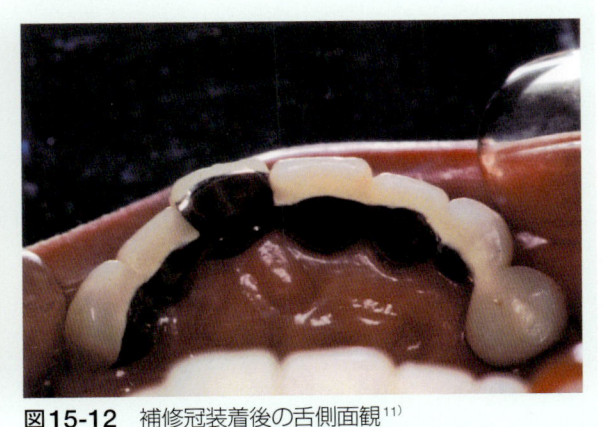

図15-12　補修冠装着後の舌側面観[11]
補修冠の舌側面部分は前方運動時に対合歯とわずかに接触滑走し，側方運動時には咬合接触に全く関与しないよう咬合調整した

15　メタルボンドクラウンの破折修理

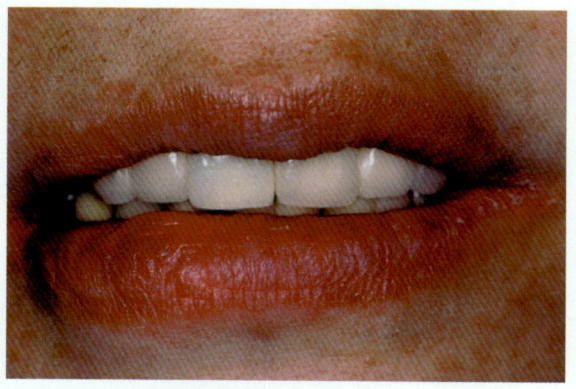

図15-13 口唇との関係
審美性と機能の回復に対して,また合せて2回という少ない来院回数で処置が終了したことに対して患者の満足が得られた

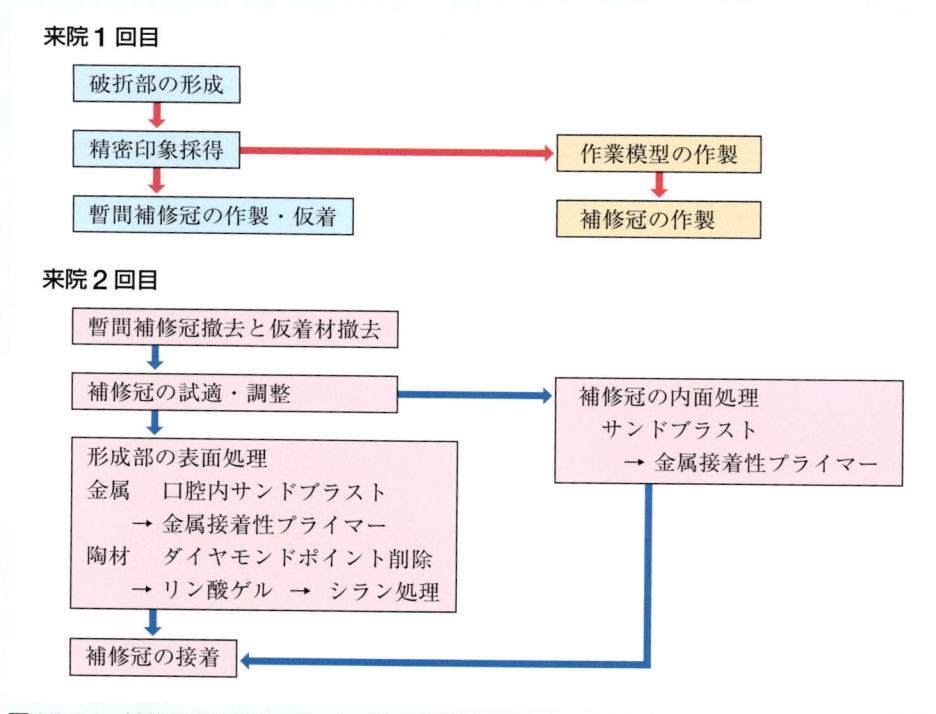

来院1回目

破折部の形成
↓
精密印象採得 → 作業模型の作製
↓   ↓
暫間補修冠の作製・仮着   補修冠の作製

来院2回目

暫間補修冠撤去と仮着材撤去
↓
補修冠の試適・調整 → 補修冠の内面処理
↓   サンドブラスト
形成部の表面処理   → 金属接着性プライマー
　金属　口腔内サンドブラスト
　　　→ 金属接着性プライマー
　陶材　ダイヤモンドポイント削除
　　　→ リン酸ゲル → シラン処理
↓
補修冠の接着

図15-14 補修冠を応用したスタンダードな接着治療のステップ

的に併用するのがよい．

　事情が許すならメタルボンド用合金と陶材の組合せ[8, 10]で補修冠を作製すると，審美的に最もよい結果が得られることは自明である．その際，高い性能が確立している金属接着性プライマーを応用するなら，使用するメタルボンド用合金の接着性以外に，その剛性[15]や当該部位の修理後の構造が長期の予後に影響を及ぼすものと推測される．

（清水　博史）

文　献

1) 五十嵐孝義，佐藤友彦，金子行夫：陶材冠の破折の原因とその修理法，歯科ジャーナル，20：27～37，1984．
2) Welsh SL and Schwab JT：Repair technique for porcelain-fused-to-metal restorations, J Prosthet Dent, 38：61～65, 1977.
3) Dent RJ：Repair of porcelain-fused-to-metal restorations, J Prosthet Dent, 41：661～664, 1979.
4) 松浦智二：フェーシング・クラウンの修理―手法2―，接着性レジンセメントとその臨床応用，167～176，クインテッセンス出版，東京，1986．
5) Finger IM：Salvaging the restoration, Dent Clin North Am, 31：487～503, 1987.
6) Cohen B and Weiner S: Restoration of fixed partial dentures with fractured porcelain veneers using an overcasting, J Prosthet Dent, 62：390～392, 1989.
7) 鈴木司郎，松村英雄：口腔内にある修復物の補修に対する考え方，接着歯学，8：253～261，1990．
8) 松村英雄，鎌田幸治，田中卓男，他：オーバーキャスティングによる破折メタルセラミックスブリッジの接着補修法，接着歯学，9：61～70，1991．
9) 高橋英登，遠山佳之：メタルボンドのリペアー，ポーセレン・硬質レジンリペアーテクニック，34～65，医歯薬出版，東京，1995．
10) Matsumura H and Atsuta M: Repair of an eight-unit fixed partial denture with a resin-bonded overcasting: a clinical report, J Prosthet Dent, 75：594～596, 1996.
11) 清水博史，羽生哲也：接着技法を応用したブリッジの補修，福岡歯大誌，25：105～111，1998．
12) 松村英雄：セラミックス接着の科学，補綴誌，46：151～164，2002．
13) 清水博史：歯冠用コンポジットレジンを応用した補修冠，実践・新素材による歯冠色修復とその技法，169～172，ヒョーロンパブリッシャーズ，東京，2003．
14) Kato H, Matsumura H and Atsuta M：Effect of etching and sandblasting on bond strength to sintered porcelain of unfilled resin, J Oral Rehabil, 27：103～110, 2000.
15) 清水博史，高木明夫，森口茂樹，他：前歯部接着ブリッジの接着強度に及ぼすウィング厚さの影響，補綴誌，30：27～31，1986．

16 リライニング(レジン床義歯)

1 はじめに

　高齢化社会へと突入した感のある現在，義歯装着者のメインテナンスに対する考え方も変化してきている．義歯の不調に対して，歯科医院に来院できない患者も急増し，在宅歯科医療の需要が増加した昨今では，既存の義歯を利用したリライニングの重要性が以前にもまして高まってきた．

　顎堤の形態変化などによる義歯の不適合が生じた場合，新義歯を製作するか，あるいはリライニングで対応するかの選択が必要であり，顎間関係に大きな修正が必要な時などは新義歯製作の方が好ましい．しかし，患者にとっては使い慣れた義歯を少しでも長く快適な状態で使いたいという願望があり，また高齢者の場合には新しい口腔環境に適応しにくいことから考えても，できるだけリライニングにより口腔内環境を変化させないことも重要である．

　リライニングの方法としては，直接法と間接法がある．間接法で行うと，裏装面が滑沢である，残留モノマーが少ない，義歯床との接着が強固であるなどの長所がある．一方，技工操作が煩雑である，加熱操作が加わる場合には義歯床自体に歪みが生じるおそれがあるなどの短所がある．しかし，何といっても最大の欠点は義歯を預からなければならないことであり，その間の機能，審美性の後退は高齢者ならずとも問題となる．したがって現在の臨床では，義歯のリライニングは直接法が主流となっている．

　ここではリライニングのための材料および技法について，直接法を中心に述べていく．

> **新義歯製作が有利な場合**
> 顎間関係に大きな修正が必要な時は新義歯製作を選択する．

> **直接法が主流**
> 間接法リライニングの最大の欠点は義歯を預かること．
> 臨床では直接法によるリライニングが主流である．

2 直接法に用いられる硬質リライニング材

1 ◆ 従来型リライニング材

　粉末は粒状のポリメチルメタクリレート(PMMA)またはエチルメタクリレート(EMA)との共重合体で，これに重合開始剤の過酸化ベンゾイル(BPO)が約1%程度添加され，他に微量の顔料が含有されている．加熱重合レジンと比べて，粒径が小さいものが使用されているため，液剤とのなじみが良く，粘度上昇が速やかに開始する．

　液剤は従来のものでは，MMA(メチルメタクリレート)や，MMAよ

りも粘膜に対する刺激の少ないブチルメタクリレート（BMA）などの単官能性メタクリレートが主に用いられてきた．重合促進剤として第3級アミンが微量添加されている．代表的な製品にリベロン（ジーシー），クールライナー（COE）などがある．

2 ◆ 低刺激型リライニング材

およそ10年前より低刺激性（あるいは無刺激性）リライニング材[1]を謳い文句に登場してきたものであり，現在このタイプが主流となっている（表16-1）．これらの製品はMMAの刺激と重合反応熱による患者の不快感を軽減するために開発された．このため，液剤にMMAのような単官能性メタクリレートではなく，複数の重合基をもった多官能性メタクリレート（1,6ヘキサンジオールジメタクリレートなど）が主成分として用いられている．粉剤は従来型とほぼ同じであり，重合反応も主に従来型と同じBPO／アミン系である．

光重合型のリライニング材にも，ウレタンジメタクリレートなどの多官能性モノマーが使用されており，化学重合型のアミンの代わりに光増感剤のカンファーキノン（CQ）を微量添加している．ただし，CQだけでなくアミンも加えたデュアルキュアータイプの製品がほとんどである．

多官能性メタクリレート
多官能性メタクリレートは官能基が複数あり，モノマーが重合すると重合体は三次元網状構造となり機械的性質が改善される．

3　硬質リライニング材の理工学的性質

1 ◆ 機械的性質

義歯にリライニングを行う場合には義歯床内面を削除する．この部分をリライニング材によって補うためには，新たにリライニングする材料自体の強度が優れ，義歯床と確実に接着する必要がある．表16-2に示すように，従来型と比較して低刺激型のものでは，多官能性モノマーの使用により，リライニング材の硬化時間は短く，また温度上昇は低く抑えられている．

表16-1　市販の低刺激型硬質直接リライニング材

常温重合型	デンチャーライナー（松風） トクソーリベースⅡ（トクヤマ） マイルド（亀水化学工業） マイルドリベロン（ジーシー） メタベースM（サンメディカル） リバース（ニッシン） リベースH（デンツプライ三金）
光重合型	トクソーライトリベース（トクヤマ） マイルドリベロンLC（ジーシー） FDr（亀水化学工業）

表16-2　直接法に用いるリライニング材の理工学的性質

	従来型	低刺激型A	低刺激型B
硬化時間(分)	11.75	8.75	8.5
温度上昇(℃)	57	49	48
ヌープ硬さ	10.8	10.2	7.8
曲げ強さ(kgf/cm^2)	415	865	579
吸水量(mg/cm^2)	1.12	0.55	0.93

（文献[2]より引用・改変）

また，曲げ強さの改善や吸水量の減少も認められ，疎水性の多官能性モノマーが重合により高密度に架橋した三次元網状構造のポリマーとなり，機械的性質の改善に寄与している[2]．

2◆義歯床との接着性

義歯床との接着の点では従来型，低刺激型共に問題点が残されている．リライニング材のモノマー（MMA）は，床のPMMA分子間内に拡散して重合硬化するわけであるが，直接法においては短時間で重合するため，MMAの拡散が不十分である．低刺激型では分子量の大きい多官能性モノマーであるため，さらにモノマーの拡散能が小さく，接着力が弱くなる可能性がある．

3◆未重合層

従来型に比べて，多官能性モノマーを使用した低刺激型リライニング材では，表層に未重合層ができやすい（この項は金属床義歯へのリライニングで詳述する）．

4　レジン床義歯への接着

前述のように，低刺激型リライニング材には多官能性メタクリレートが使用されているため，レジン床との接着には適切な前処理が必要である．各製品には専用の接着材（プライマー）が付属しており，その成分の多くはジクロールメタン，アセトン，酢酸エチルなどの溶剤で，義歯床レジンの表面を膨潤・溶解させて，モノマーの拡散を促進しようというものである．また製品によっては，接着材にMMAを含有するものや低分子量のPMMAをMMAに溶解したプライマーなどもある．これらはプライマー本体を硬化させ義歯床との接着を先に完了し，その硬化したプライマー層にリライニング材を接着させるタイプと，リライニング材の硬化時に義歯床との接着を同時に行うタイプの2種類の考え方がある．

5　リライニング操作の実際

以下にレジン床義歯にリライニング材を接着させるための手順を記す．使用した材料はトクヤマリベースⅡノーマルセット（トクヤマ）である（図16-1）．このケースは義歯のがたつきが主訴であり，リライニングにより対応したケースである（図16-2）．

①義歯床レジンを一層削除

汚染された義歯床レジンを大きめのラウンドバーなどで一層削除して新鮮面を露出させ，リライニング材自体の厚みを確保する．特に義歯研磨面は床辺縁から2mmの幅で削除してステップを形成する．リライニングを必要としない人工歯や義歯床部分にはワセリンなどの分離材を塗

低刺激型リライニング材
低刺激型リライニング材をレジン床に接着させるためには，プライマー処理が必須である．

臨床のポイント①
辺縁部はリライニング材の剥離が起こりやすいので，ステップを形成してリライニング材の厚みを確保する．

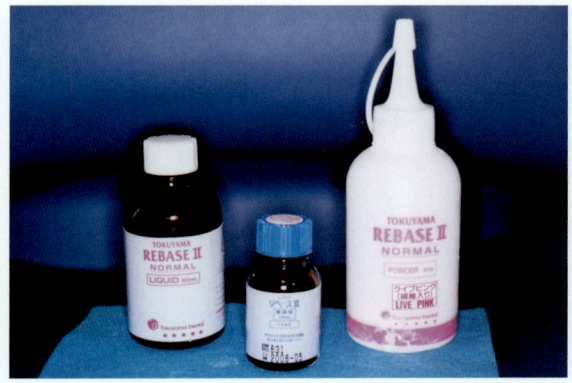

図16-1 低刺激型リライニング材の代表的な製品であるトクヤマリベースⅡノーマルセット．操作性を考慮したファストセットも商品のラインナップにある

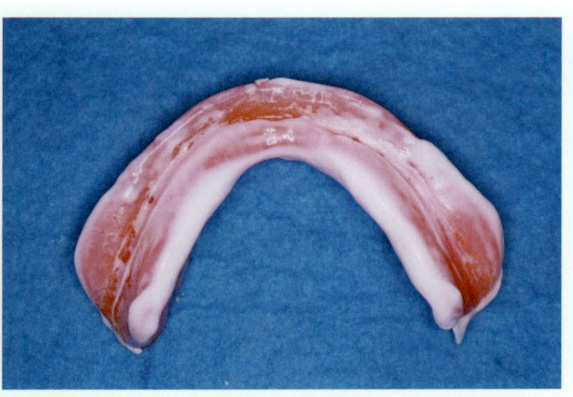

図16-2 リライニング術前．義歯のがたつきを主訴に来院．人工歯の咬耗を認めるものの，咬合は安定しているため，リライニングで対応することにした

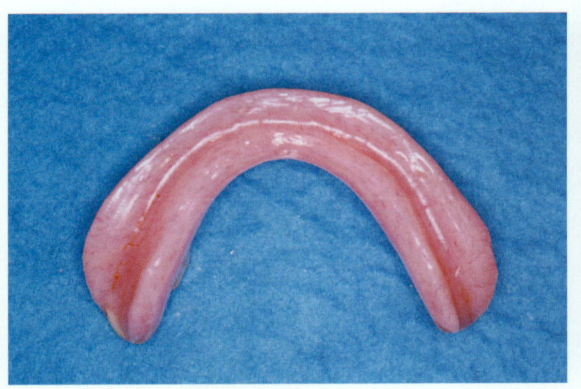

図16-3 義歯の粘膜面を削除した後，プライマーを塗布する．有機溶剤が成分のプライマーでは処理面が白く変化するが，モノマー成分を含むプライマーでは全体に艶のある面となる

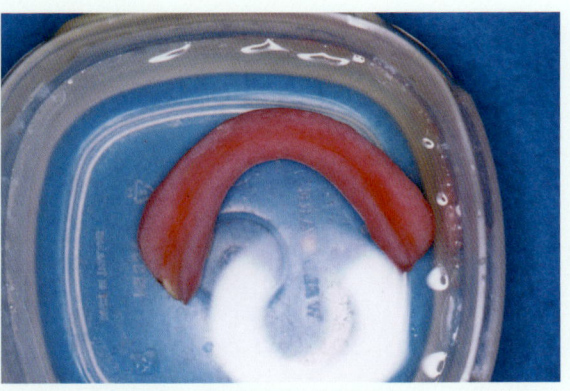

図16-4 微温湯中で未重合層の処理を行う．未重合層が機械的性質に大きく影響するため，未重合層の処理は確実に行う

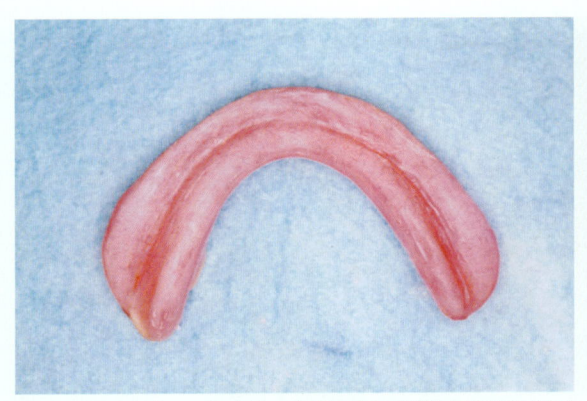

図16-5 リベース完成後．未重合層の処理を確実に行うと，形態修正・研磨時にバーにレジンが巻きつく感じはなくなり，カチンと硬化した義歯となる

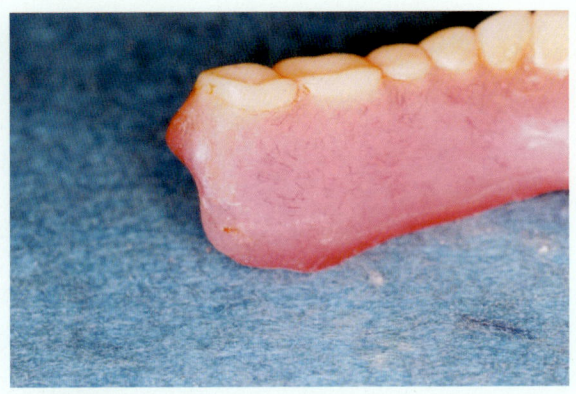

図16-6 リベース完成後．義歯のがたつきの原因である舌側床縁の不適合が改善され，義歯の安定が得られた

布しておく方がよい．

②義歯床レジン部のプライマー処理

製品の取り扱い説明書に従って行う．被着面にプライマーを十分に塗布し，エアーで軽く乾燥する（図16-3）．なおレジンの剝離が起こりやすい辺縁部にはプライマーを2度塗りしても良い．

③リライニング材の計量・混和

基本的には粉材，液材ともにメーカー指定の規定量を混和する．混和直後はかなりサラサラの状態であるが，流動性を抑えたい場合には粉材を多くすることにより調節する．なお製品によっては，規定量を厳守するように指示しているものもあるので，製品付属の取り扱い説明書に従って使用する．

④盛り上げ

混和開始後，メーカー指示に従い，混和したリライニング材を義歯に盛り上げる．

⑤義歯の挿入

リライニング材を盛り上げた義歯を口腔内へ挿入し圧接する．余剰レジンが咽頭部に流れないように，流れ出したレジンを指先やスパチュラなどで取り除く．これは印象採得操作に相当するため注意深く行う必要がある．

⑥筋形成

義歯挿入後，レジンのフローが少なくなった時点で筋形成を行う．

⑦口腔内保持

アンダーカットなどがない症例では，このままリライニングした義歯を口腔内に保持して硬化を待つ．

⑧未重合層の処理（図16-4）

酸素による重合阻害を改善する目的で，付属のトクソーレジン硬化促進剤を使用する．

⑨形態修正・研磨

通法に従い，形態修正・研磨を行い完成する（図16-5，6）．

6 軟質リライニング材について

顎堤あるいは粘膜に異常のある状況下で，失われた顎堤粘膜の弾性を補い，咬合による衝撃の緩和が必要な場合には軟質リライニング材を用いる．主な軟質リライニング材を表16-3に示す．アクリル系とシリコーン系が主なものであるが，レジン床との接着に関しては，アクリル系のものでは基本的に硬質リライニング材と同じように考えてよい．一方シリコーン系の場合には，接着自体が難しいことを理解して使用する必

臨床のポイント②
リライニングの操作は印象採得と同じであり，レジンの流動性をうまくコントロールする．

臨床のポイント③
忘れずに義歯の咬合をチェックする．

表16-3 市販の軟質直接リライニング材

アクリル系	ソフトリバース（ニッシン） ソフテン（亀水化学工業） ティッシュテンダー（亀水化学工業） バイオライナー（ニッシン）
シリコーン系	ソフリライナー（トクヤマ） ソフリライナータフ（トクヤマ） ジーシーリライン（ジーシー）

要がある．

7 おわりに

　臨床では，リライニングのニーズが増加している．義歯を預かって技工所に預ければそれで良いという時代ではなく，患者のニーズに即座に応えられる技術を身に付ける必要がある．

（関　文久）

文　献

1) 関　文久，他：リベース・リライニングのための材料・技法，補綴臨床，30(3)：263～270，1997．
2) 岡部良博，他：試作金属床用プライマー─リベース用レジン（メタベースM）と金属（Co-Cr合金）との接着効果について，補綴誌, 38(3)：138～144, 1994.

17 リライニング（金属床義歯）

1 はじめに

通常，金属床義歯といってもリライニングの必要な部位，つまり顎堤粘膜の形態変化が起こる部位にはレジンが使われているので，レジン床義歯に準じた方法で解決する．ところが上顎全部床義歯の口蓋部や部分床義歯の大連結子（パラタルバー，リンガルバー，リンガルエプロンなど）においては，装着感の向上や良好な熱伝導性を得る目的から，金属面が粘膜に直接接触する構造になっていることが多い．このような金属を使用した部位にリライニングが必要となった場合，レジンと金属という異種材料を結合させるための処理が必要となる．

2 金属とレジンの接着

1978年に，金属にも歯質にも接着する接着性モノマーの4-META（4-メタクリロキシエチルトリメリット酸無水物）が開発されたことにより，金属を対象とした補綴分野での応用が進められた．義歯への応用は接着性レジン（スーパーボンドC&B）を金属床のメタルフレーム上にコーティングする方法と床用レジン自体に接着性を付与した加熱重合レジンメタデント（サンメディカル）の出現に端を発する[1]．一般に金属への接着は金属自身との接着ではなく，金属表面に存在する水や酸化物との接着とされているが，非貴金属合金の場合には酸化皮膜の形成が容易であるため，接着技法には非貴金属合金が使用されるケースが多かった．その後，貴金属合金に対する各種処理法が開発され，現在では貴金属合金に対する接着技法も広く臨床応用されている．

金属床義歯の場合，メタルフレームに使用される金属は非貴金属合金が大半であるため，この項でも非貴金属合金に対するリライニング用レジンの接着を中心に述べる．

3 金属接着用プライマー

金属床への接着
金属床への接着には金属接着用プライマーを用いる．

義歯粘膜面の不適合が生じた金属床義歯を預かることができる場合には，接着性加熱重合レジンを用いた方法で対応するのが最善の方法である．しかし，現実には直接法によりリライニングを行うケースがほとんどである．直接法によるリライニングの場合，金属床義歯への接着には金属接着用プライマーを用いて，リライニング材を金属床に接着させる．

主な金属接着用プライマー製品を以下に列記する．
1) メタベースM金属床用プライマー（サンメディカル）：金属接着性モノマーの4-METAを含み，非貴金属合金に適応する．
2) メタルプライマーⅡ（ジーシー）：金属接着性モノマーのチオリン酸系メタクリレート（MEPS）を含み，貴金属および非貴金属の両方に適応が可能である．
3) トクソーリベースMRボンド（トクヤマ）：非貴金属に適応する．
4) メタルタイト（トクヤマ）：MTU-6を含み，貴金属に適応する．

いずれも筆やスポンジなどで塗布するタイプであり，使用法は容易である．

4 金属面の処理

金属接着性プライマーの使用により，リライニングレジンは金属に接着するが，被着体である金属面の処理も確実に行うことを忘れてはいけない．通常金属面には50μmのアルミナサンドブラスト処理が行われる．これは金属と接着性材料との結合が金属表面に生じる酸化皮膜との分子的な結合力と同時に，表面に生じた微細な凹凸によるマイクロメカニカルリテンションによるからである．

5 金属床義歯へのリライニング手順

以下に常温重合型リライニング材による金属床へのリライニングの手順を述べる．リライニング材には，低刺激型のマイルドリベロン（ジーシー，図17-1）を用いて，吸着不良の上顎総義歯（図17-2）にリライニングを行った．

①金属面の前処理

被着面を50μmのアルミナによりサンドブラスト処理する（図17-3）．これが不可能な場合にはカーボランダムポイントで金属表面を一層削る．その後，被着面を十分に水洗，乾燥する．レジン部分の義歯辺縁の研磨面側は床辺縁から2mmの幅で削除してステップを形成する（図17-4）．

②金属床用プライマーおよびレジン用プライマーの塗布

製品に付属した筆あるいはスポンジにより金属床用プライマー（メタルプライマーⅡ®）を手早く均一に薄く塗る（図17-5）．同様にレジン部にもレジン用プライマーを塗布する（図17-6）．エアー乾燥後，混和したリライニング用レジンを義歯に盛り上げる（図17-7）．

③口腔内への挿入

口腔内への挿入および圧接を行う．この時，部分床義歯の場合には咬合させるよりも，術者がレストや維持装置を押さえる方法で行う方が好

臨床のポイント①
金属面にはサンドブラスト処理を行う必要がある．これが不可能な場合には，カーボランダムポイントで金属面を一層削除する．

臨床のポイント②
金属プライマーを塗布した後は，長時間放置せず速やかにリライニング操作に移る．

臨床のポイント③
部分床義歯のリライニングでは，レストや維持装置を押さえる方法で行うと浮き上がりや義歯の変位が防止できる．

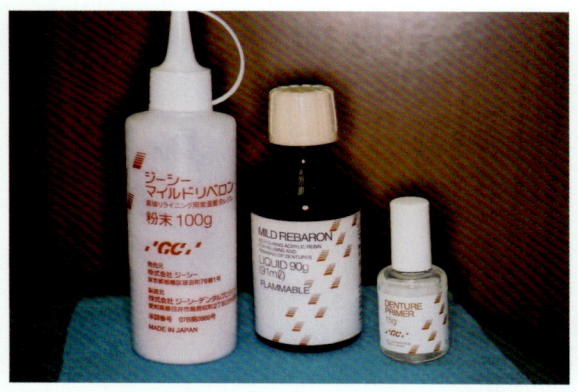

図17-1 マイルドリベロン（ジーシー）．低刺激型リライニング材には接着用のプライマーが付属している

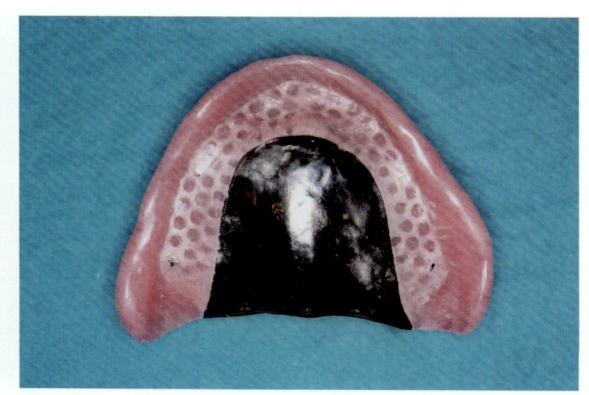

図17-2 リライニング術前，吸着が不良な上顎総義歯

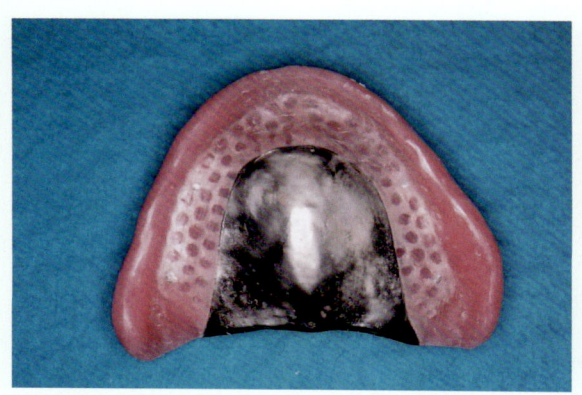

図17-3 金属床のレジン面は一層削除するとともに，金属面にはアルミナサンドブラスト処理を行う．サンドブラスト処理した面は曇った表面となる

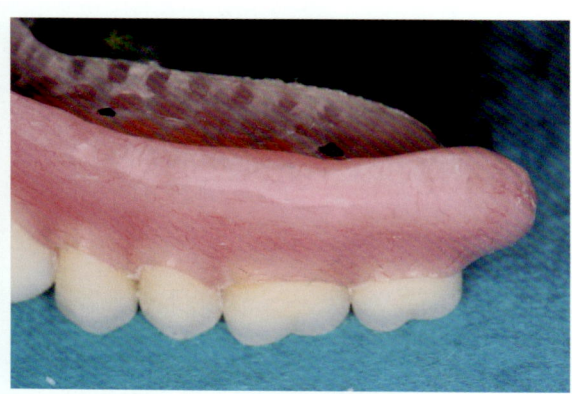

図17-4 リライニング材の剥離が起こりやすい辺縁部のレジンは十分に削除してステップを形成しておく

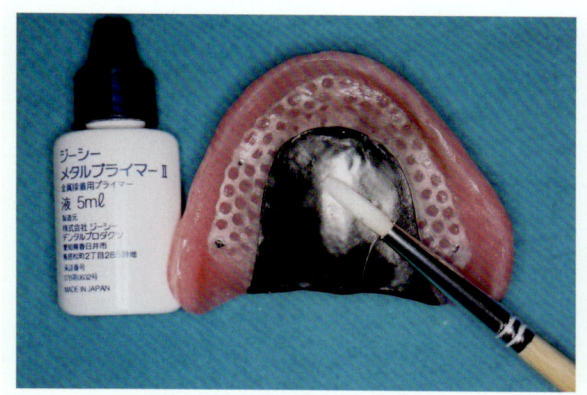

図17-5 金属部分には金属用プライマーのメタルプライマーⅡを塗布する

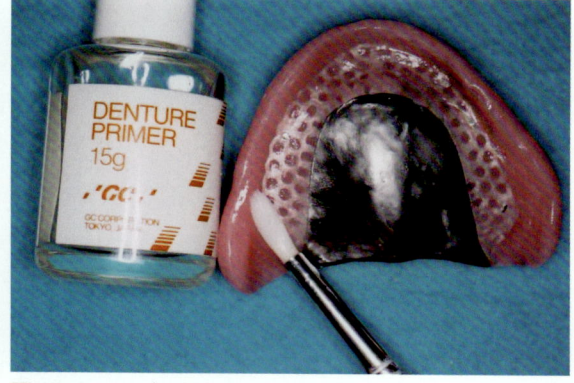

図17-6 レジン部分にはレジン用のプライマーを塗布する

ましい．これはレストの浮き上がりなどリライニングに伴う義歯の変位を防止できるからである．
④筋形成
　レジンの流動性が小さくなった時に筋形成を行う．
⑤トリミング
　レジン硬化前に余剰部やアンダーカット部のトリミングを行う．
⑥口腔内への再装着
　トリミング後口腔内に義歯を再挿入して硬化を待つ．なおアンダーカットの大きい症例などでは，光重合型リライニング材を選択して口腔外で光照射により重合硬化させる方が良いケースもある．
⑦硬化の完結
　未重合層への対策として，硬化促進剤を溶解した微温湯などに浸漬し重合を完結する．
⑧形態修正・研磨
　通法により，形態修正および仕上げ研磨を行い，リライニングを完成する（図17-8）．
　なお図17-9〜11に示したメタベースM（サンメディカル）の金属接着用プライマーでは，金属およびレジンの同時処理が可能となっている．

臨床のポイント④
忘れずに義歯の咬合をチェックする．

6　未重合層への対応

　金属床とレジン床を比べた場合，金属床はレジン床よりもデンチャープラークなどが付着しにくい，すなわち「汚れにくい」という利点がある．しかしリライニングにより金属表面をレジンで覆うということは，この「汚れにくい」という金属床の性質を失うことになり，代わりに置き換えられたレジンが極端に汚れやすいものとなってはならない．
　一般に常温重合レジンは，加熱重合レジンと比較して重合が不完全であるため，常温重合レジンの方が加熱重合レジンよりも機械的性質が劣ることはよく知られている．これは重合反応の違いもあるが，常温重合では重合の際に酸素による重合阻害を受けやすく，未反応のモノマーが残留するためである．従来型に比べて，多官能性モノマーを使用した低刺激型ではより酸素の影響を受けやすい．リライニングしたレジンの表層に未反応モノマーが多く残留すれば，モノマーによる粘膜への刺激という問題だけでなく，「汚れやすい」義歯となってしまうので，未重合層への適切な対応が望まれる．特に金属床にリライニングを行った場合，金属部分に接着するリライニング材の厚さが薄くなるため，未重合層の存在はデンチャープラークコントロールの観点からも大きな問題となる．
　製品によっては未重合層対策として，特殊な処理を必要としているも

臨床のポイント⑤
未重合層があると，汚れやすい義歯となる．

臨床のポイント⑥
常温重合レジンでは加熱重合レジンよりもかなり残留モノマーが多くなる．

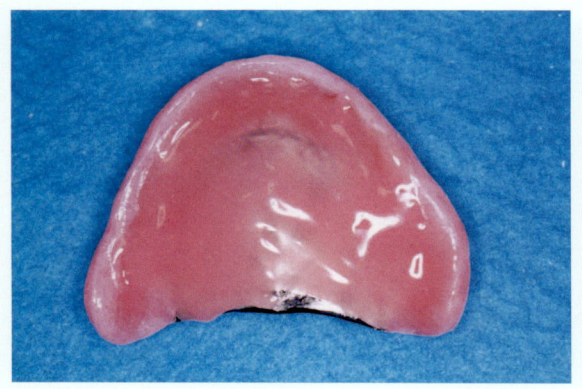

図17-7 リライニング材の盛り上げ．リライニング材を印象材と同じように扱うので，リライニング層が厚くなり過ぎないように，レジンの流動性をうまくコントロールする必要がある

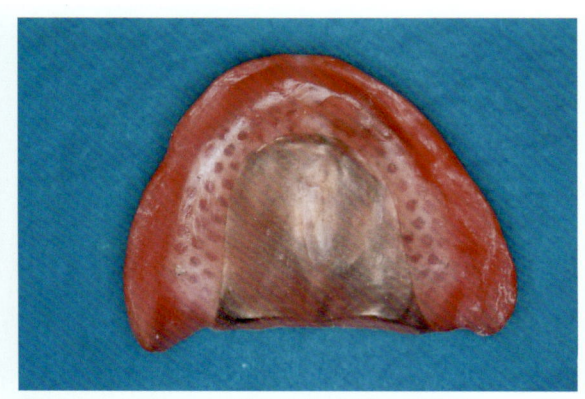

図17-8 リライニング完成後，研磨まで完了した上顎金属床義歯．この後咬合のチェックが必要となる

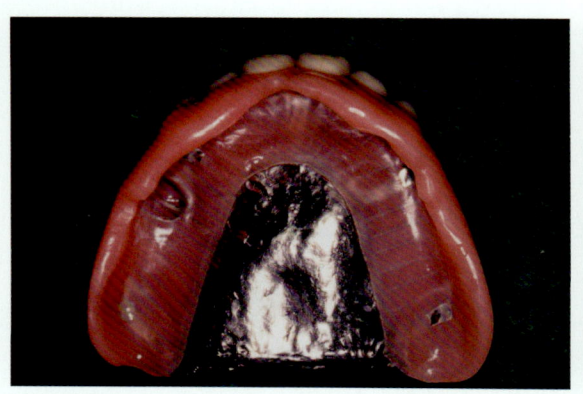

図17-9 リライニングで対応する上顎オーバーデンチャーの術前

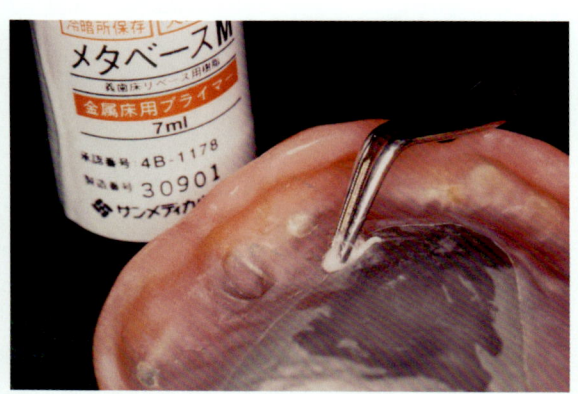

図17-10 メタベースＭ金属床用プライマーでは金属部とレジン部の同時処理が可能である

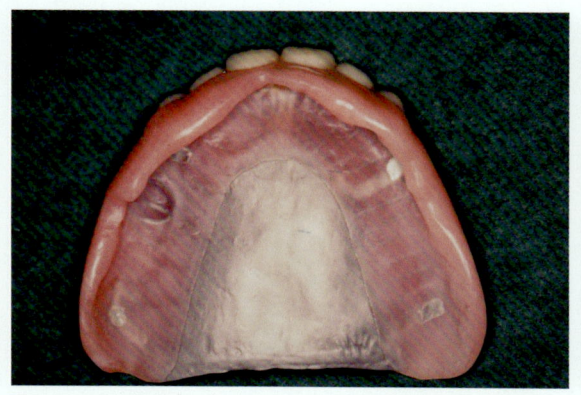

図17-11 術後のオーバーデンチャー．口蓋の金属部分も均一にリライニングが行われている

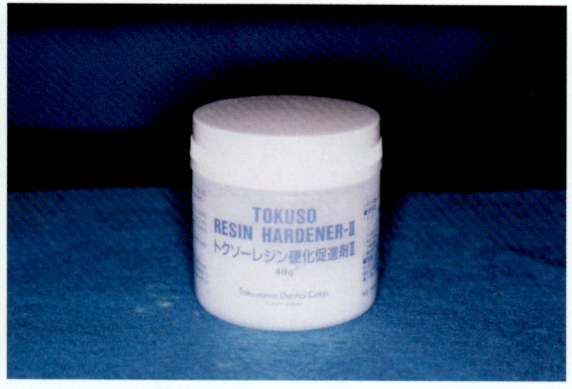

図17-12 低刺激型リライニング材では，未重合層への対応を確実に行う必要がある．写真はトクソーレジン硬化促進剤Ⅱであり，これを溶解した温水中で未重合層の処理を行う

のもある．飯田らの報告[2]によると，2種の低刺激型リライニング材の未重合層の厚さを測定したところ，空気中で重合したサンプルの未重合層の厚さは249μmと267μmであったが，水中で重合したものはそれぞれ127μmと163μmであったとしている．また空気中で重合した試料を，窒素雰囲気中に入れる，還元剤（亜硫酸ナトリウム）水溶液に浸漬する[3]，表面硬化剤（重合触媒を含有した空気遮断液）を塗布するなどの処理により未重合層が消失するとしている．いずれの処理も酸素による重合阻害を改善したものである．

実際の未重合層への対応例をトクソーレジン硬化促進剤Ⅱ（トクヤマ）を例に紹介する．この製品（図17-12）は重炭酸ナトリウムと亜硫酸ナトリウムを含む粉末であり，40〜60℃のお湯200m*l*に所定量の粉末を溶解する．この溶液中にリライニングした義歯を3分間以上浸漬する．リライニング後30分以内であれば，硬化促進剤の使用により硬化表面の改善が可能とされている．浸漬後の義歯は十分に水洗・乾燥して使用する．

直接法でリライニングを行う場合には，上記の硬化促進剤，エアーバリア材（主に光重合型製品に付属）の使用，微温湯に浸漬するなど未重合層に対する処理を行っておく方が良いであろう．

臨床のポイント⑦
リライニング材の未重合層処理は必ず行っておく．

7　おわりに

金属床へのリライニングの場合，金属の利点・欠点の特性を理解した上で操作を行いたいものである．患者さんに金属床義歯をすすめるうえで，顎堤の形態変化があってもリライニングで対応できますと自信をもっていえる技術を身に付ける必要がある．

（関　文久）

文　献

1) 安田　登，他：Co-Cr系金属床義歯のFinishing Lineにおける金属とレジンの結合状態について　第1報　新しい接着性レジンモノマー4-METAのFinishing Lineへの応用，補綴誌，22：525〜531，1978．
2) 飯田倫照，他：直接リライニング材に関する研究―表面性状と溶出モノマーについて―，補綴誌抄録集，38：63，1994．
3) Yatabe M, et al.：Effect of the reducing agent on the oxygen-inhibited layer of the cross-linked reline material, J Oral Rehabil, 28(2)：180〜185, 2001.

18 義歯の破折修理

1 はじめに

　一般に全部床義歯や残存歯が少ない部分床義歯においては，咬合力の多くを粘膜部分で負担するため，義歯床部分の大きなものとなる．必然的に義歯床に加わる応力も大きく，義歯床破折の危険性も大きくなる．
　また，材料自体の弾性の違いから，補強線やクラスプ周囲での破折が多くなる．大谷らのレジン床義歯の破折好発部位とその頻度に関する報告[1]によると，残存歯部からの破折が32％と最も多く，以下クラスプ・補強線からの破折（19％），正中部での破折（16％），根面板上での破折（13％），残存歯間での破折（10％），その他（9％）となっている．これらは，患者の不注意による偶発事故あるいは義歯設計上のミスによるものが原因と考えられる．特に残存歯と顎堤粘膜の被圧縮性は極端に異なることから，残存歯を支点とした挺子の作用が生じて，残存歯近傍での破折（図18-1）が多くなるものと推測される．いずれにせよ，義歯製作時に力学的に十分な厚さや形態を考慮した設計が必要であることはいうまでもない．

> **義歯破折の好発部位**
> レジン床義歯では残存歯付近での破折が最も多い．

2 補修用レジンの性質

　レジン床義歯は金属床義歯よりも破折する頻度が高く，その際の修理には，一般に補修用の常温重合レジンが用いられる．補修用の常温重合レジンでは，引張り強さが加熱重合レジンの約70％程度，曲げ強さも小さくなり，たわみ量が大きくなる[2]．これは基本的に重合様式が違うことによるものであり，加熱重合レジンよりも機械的性質が劣る常温重合レジンを修理に用いる以上，その取り扱いには細心の注意が必要である．

> **臨床のポイント①**
> 筆積み法では取り扱いに注意しないと，弱いレジン層となってしまう．

3 レジンとレジンの接着メカニズム

　レジンが吸水するように，アセトンなど有機溶媒もレジンに吸収される．レジンが体積を増加させながら多量の低分子を吸収保持するこの現象を「膨潤」と呼ぶ．常温重合レジンで義歯を修理する場合にもこの現象を利用することになる．常温重合レジンのモノマーは主にメチルメタクリレートであり，モノマーもアセトンなどと同じくレジンを膨潤させる．つまり義歯の修理されるレジンの中にモノマーが浸透し，浸透したモノマーがその中で重合・硬化することにより，義歯床のレジンと常温

> **臨床のポイント②**
> モノマーがレジンの中に十分に浸透すれば，優れた接着が得られる．

重合レジンのポリマー同士が一体化するというのが，レジン同士の接着のメカニズムである．ただし，レジンとレジンだから簡単に接着するとは考えてはいけない．現在使用されている義歯床用レジンには，エチレングリコールジメタクリレートやトリメチロールプロパントリメタクリレートなどの架橋剤が添加されているため，補修用の常温重合レジンのモノマーが浸透しにくい構造となっている．

また常温重合レジンは短時間に重合硬化してしまうので，モノマーが義歯床レジンの中に浸透していくのに十分な時間があるとはいえない．そのため常温重合レジンで義歯の修理をする場合，レジン床被着面へのアルミナサンドブラスティング処理やジクロールメタン塗布により常温重合レジンとの結合を高める方法がとられることもある．

臨床のポイント③
レジン同士の接着は難しい．

臨床のポイント④
補修用レジンのモノマー液を先に塗っておく方法もある．

4 接合部の間隙幅と形態

接合部に補修用の常温重合レジンが入る間隙を形成する必要があるが，その間隙の幅はあまり接着強さに影響しないことがわかっている[3]．ただし，修理に使用される常温重合レジンの量が多くなるにつれて修理後の義歯の変形も大きくなると考えられるので，あまり間隙を大きくすることは望ましくない．また，接合部の形態も複雑な維持形態を付与すると，操作が難しくなりかえって接着欠陥を生じることになるので，接合部は単純な形態でよい．

5 補強線の役割

レジンと金属を比べた場合，レジンの強度が金属のそれを凌駕することがないのは周知の事実である．レジンのみでは咬合力などの応力に十

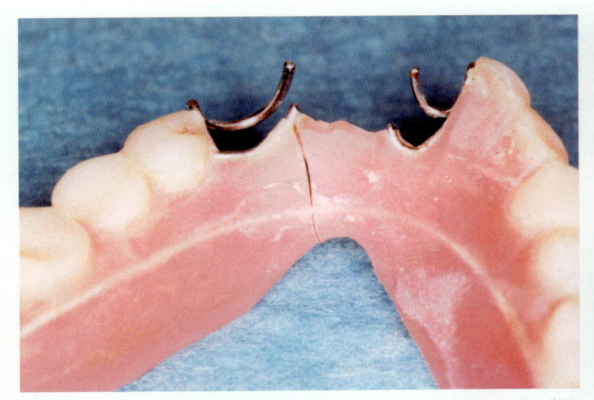

図18-1 残存歯部分は異物感を少なくするために床が薄く製作されており，クラスプからの移行部の一番レジンの厚みが薄い部位から破折が生じている

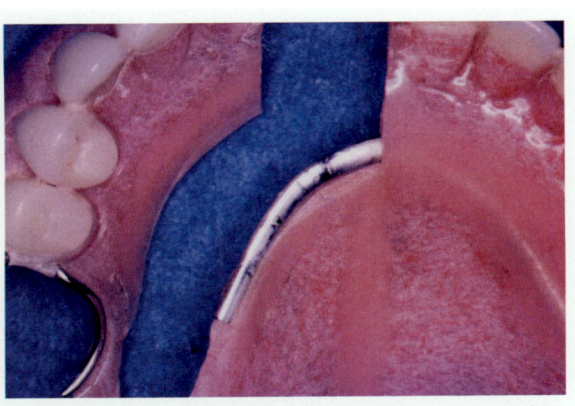

図18-2 本来義歯を補強するために埋入したはずの金属補強線の界面からの破壊が発生するケースは多い

臨床のポイント⑤
補強線の使用が，かえって破折を生じる原因となることもある．

分に耐えられないことから，レジン床義歯に強度を与えるために補強線が義歯床の中に埋入される．しかし，補強線の埋入により，レジン自体の厚さが減少して，かえって破折が起こりやすい状況が生じることが多い．

補強線が入っている部位から破折が起こるのは，異種材料の界面（金属とレジン）からであり，この部位が一体化していない，つまり接着していないということによる．時として「補強線」として機能せず，逆に「補弱線＝ほじゃくせん」として義歯に弱い部位を作ってしまい，そこに応力集中が起こり，この部位から破折が生じてしまうことが多い（図18-2）．

6　レジンと金属の接着の意義

レジンと金属の一体化の有無，つまり接着している場合と接着していない場合の違いを，実験例をあげて説明する．図18-3に補強線を埋入したレジンの3点曲げ試験の方法を示しているが，接着性レジンと通常の接着性のないレジンを用いた場合，接着性レジンを使用した試料ではレジンの破折が生じていないのに対して，接着性のないレジンでは破折が生じている（図18-4）．つまり接着するということが，接着界面に発生する応力を緩和して義歯そのものの強度を大きくしていることがわかる．

臨床のポイント⑥
金属とレジンが接着により一体化した義歯はこわれにくい．

7　金属との接着処理

ここでは金属とレジンの界面で破折したレジン床（図18-5）に対して，常温重合型レジンのメタファスト（サンメディカル，図18-6）を使用した例を用いてその修理方法を説明する．

1 ◆ 金属面の処理

金属床義歯へのリライニングと同様に，義歯修理の場合にも金属面へのアルミナサンドブラスト処理（図18-7）が必要となる．表18-1は，金属面に対するアルミナサンドブラスト処理の有無が各種金属への引張り接着強さに与える影響を示したものである．これは義歯修理などに使用

表18-1　アルミナサンドブラスト処理の効果

被着体	処理なし	処理あり
金銀パラジウム合金	25.5	34.5
金合金	24.5	36.8
チタン	31.2	40.6
ステンレス（SUS316）	26.9	35.0

4-60℃サーマルサイクル2,000回後の引張り接着強さ（MPa）
（ジーシーメタルプライマーⅡの取り扱い説明書より引用・改変）

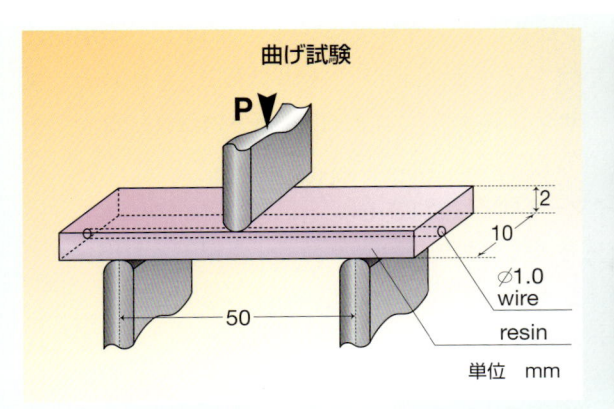

図18-3 補強線を埋入したレジンの3点曲げ試験の方法を示す．レジンは接着性レジンと通常のレジンを用いた

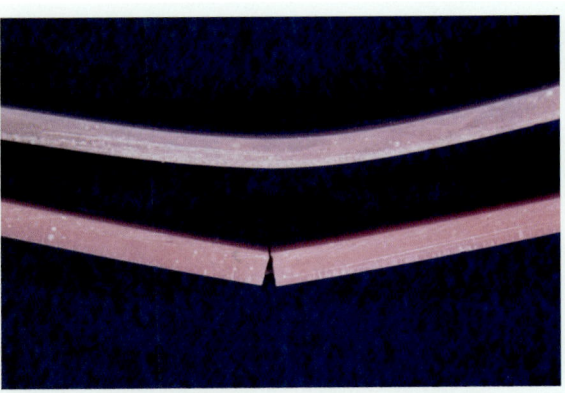

図18-4 曲げ試験後の試料．接着性レジンを使用したもの（上）では，レジンの破折が生じていない．接着により金属とレジンが一体化して強度が大きくなっていることがわかる

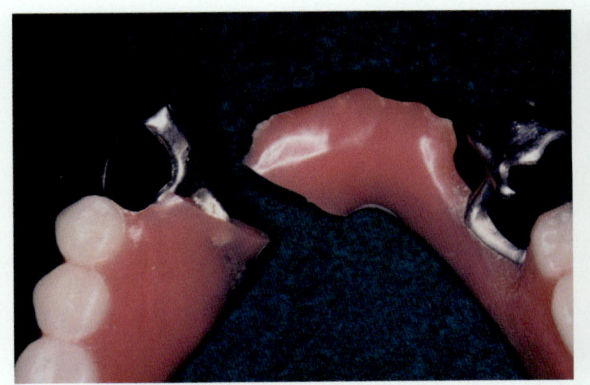

図18-5 クラスプ体部から脚部を被覆しているレジンが薄いうえに，接着性がないとこの部位が欠陥となり破折が生じやすい

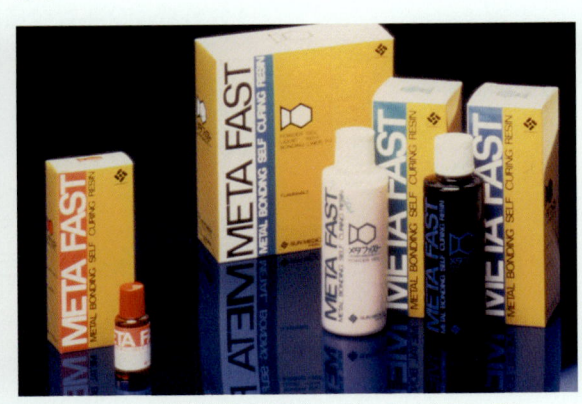

図18-6 金属接着性即時重合レジンのメタファスト

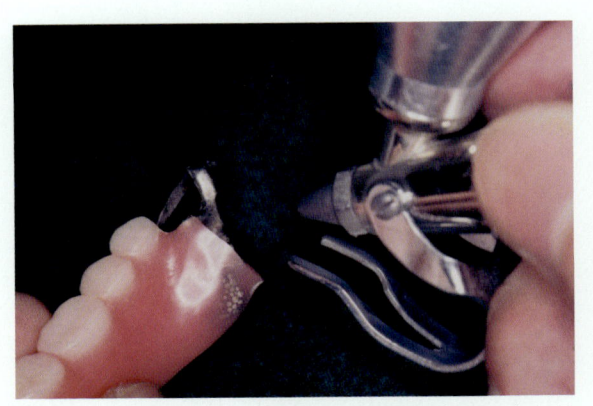

図18-7 アルミナサンドブラストは金属面処理に欠かせないものである

18 義歯の破折修理

される常温重合型レジンのユニファストⅡ（ジーシー）を用い，金属面にはメタルプライマーⅡ（ジーシー）を適用したものである．いずれの金属に対しても，アルミナサンドブラスト処理が接着強さの改善に有効であることがわかる．

2◆金属接着用プライマーの塗布（図18-8）

義歯修理の際，金属との接着処理には以下のような金属接着用プライマーを用いられるが，金属の種類に応じて使い分ける必要がある．

①メタファストボンディングライナー（サンメディカル）：4-METAを含み，常温重合レジンとの組合せで主に修理に用いられる．非貴金属合金が適応である．

②アクリルボンド（松風）：常温重合レジンを金属に接着させる．

③メタルプライマーⅡ（ジーシー）：常温重合レジンとの併用が可能．貴金属および非貴金属の両方に適応が可能である．

④アロイプライマー（クラレ）：貴金属および非貴金属の両方に適応が可能である．

3◆補修用常温重合レジンの盛り上げ（図18-9，10）

通法どおりレジンを盛り上げ，硬化後，研磨を行う．

8　補強線を埋入する例

図18-11は補強線が使用されていない症例であり，過去に頻回のリライニングが行われたものと思われる．新義歯製作で対応するケースであるが，義歯完成までの間の不自由を考慮して旧義歯を修理したものである．サンドブラスト処理した補強線に金属接着用プライマー処理を行い，義歯に補強線を追加修理した（図18-12，13）．

なお，アルミナサンドブラスト処理した金属にスーパーボンド（サンメディカル）を直接金属面にコーティングする方法もある．

9　クラスプの追加例

図18-14はクラスプを追加するケースで，同様に金属面のサンドブラスト処理とプライマー処理を行う．

10　人工歯の脱落

人工歯の脱落ケースでは，人工歯と床用レジンの接着が不完全である場合が多い．レジン歯，特に硬質レジン歯では口腔内に露出する部分は高度に架橋した構造であるため，補修用レジンはほとんど接着しないと考えた方がよい．

臨床のポイント⑦
義歯修理の際にも，金属面のサンドブラスト処理は必須である．

臨床のポイント⑧
義歯の使用金属が不明な場合には，貴金属および非貴金属の両方に適応できるプライマーを選択する．

臨床のポイント⑨
硬質レジン歯には補修用レジンが接着しないので，機械的な維持形態を付与する．

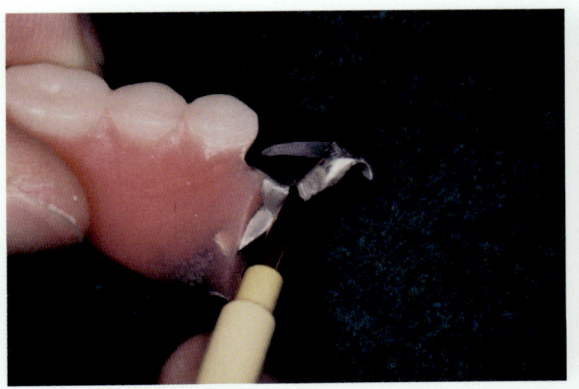

図18-8 金属の被着面には金属用プライマー（ボンディングライナー）を筆で一層塗布する

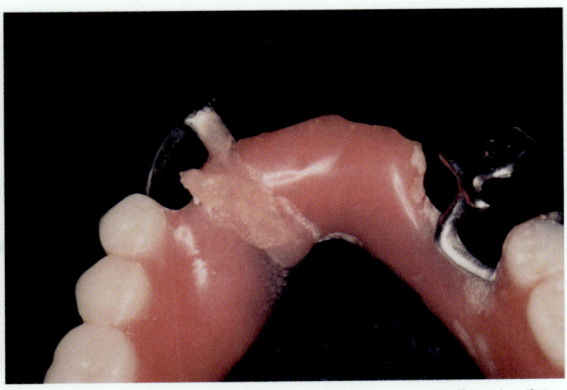

図18-9 メタファストの粉と液を筆積み法で盛り上げる．ボンディングライナー塗布後3分以内に行うようにする

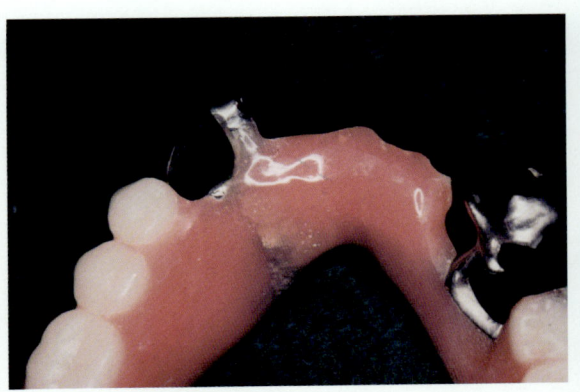

図18-10 義歯修理が完成したところ
研磨後の表面は非常に滑沢である

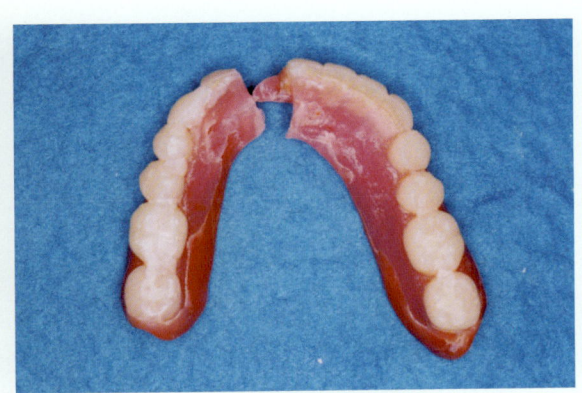

図18-11 前歯部で破折した下顎総義歯
舌側の床の薄い部位で破折が生じている．補強線は使用されていなかった

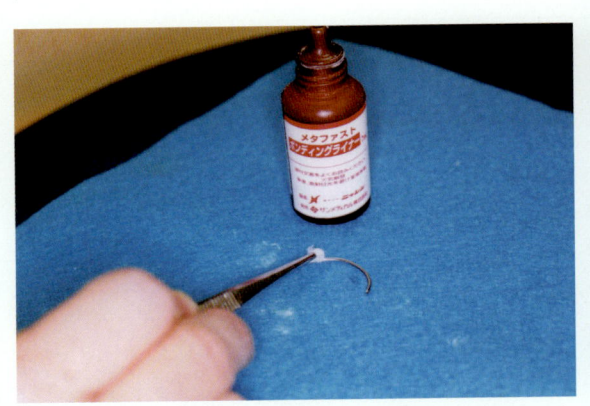

図18-12 サンドブラスト処理した金属線にメタファストボンディングライナーを塗布する

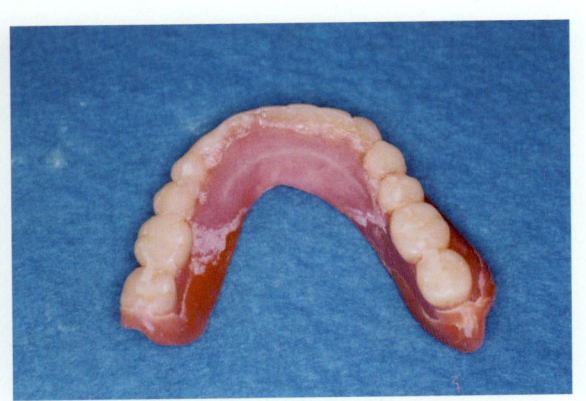

図18-13 筆積み法によりレジンを盛り上げた義歯
補強線の追加とともに舌側の床の厚みも確保した（図18-11〜13は宮坂久美子氏提供症例）

18 義歯の破折修理 135

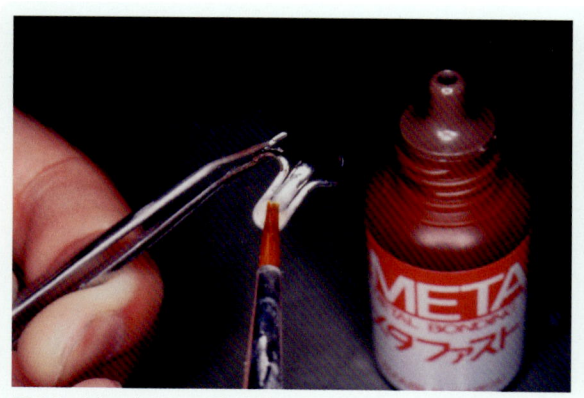

図18-14 クラスプを交換あるいは追加するケースでも，金属面のサンドブラスト処理と金属用プライマー処理により良好な接着が得られる

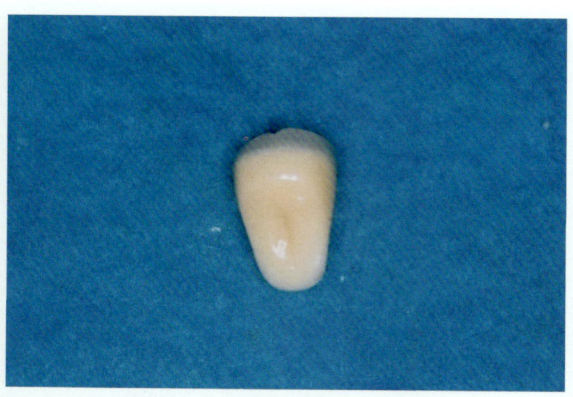

図18-15 硬質レジンの基底面には，機械的な維持形態を付与することにより，人工歯の脱落を防止することができる

人工歯の基底面には架橋していないレジン層があるので，この面を一層削除したり，機械的な維持形態を付与し，確実な接着を得る必要がある（図18-15）．

11　おわりに

義歯の破折修理をチェアサイドで適切に対応できる技術を身に付けることは，患者からの信頼を得るのに非常に大切なことである．

また状況に応じた材料の使い分けなどを理解することは，臨床上の選択肢が広がることになるであろう．

（関　文久）

文　献

1) 大谷隆之，他：義歯修理症例に関する検討　第1報　レジン床破折症例の調査，補綴誌，35：977〜982，1991．
2) 平林　茂，他：歯科用メタクリルレジンに関する研究　第10報　加熱重合レジン，ヒートショックレジン，流し込みレジンおよび常温重合レジンの物理的性質について，歯材器，3：350〜358，1984．
3) 山本　滋，他：有床義歯（レジン床）の修理について，歯科技工，4：60〜65，1976．

索　引

あ

アイボリープレミアムラバーダム　22
アクセサリー　29
アダプト セクショナルマトリックスシステム　29
アダプト ルーシーウェッジ　30
アルミナ　112
アルミナサンドブラスト処理　125, 132
アンテリアガイダンス　75

印象材　60
印象採得　60, 107

ウィング状部分　96
ウェットボンディングシステム　15
ウォーキングブリーチ法　22
う窩の開拡　28
う蝕検知液　6, 12, 48, 50
う蝕除去　48
う蝕象牙質外層　48
う蝕象牙質内層　48

エッチング　107
エナメルエッチングを併用　19
エナメルクラック　90
エナメル質に対する接着　67
エナメル質の接着　67

オーバーカントゥアー　75
オプチボンドソロプラス　15
オペーク築盛　90
オペークレジン　25

か

化学重合型レジンセメント　54
架橋剤　131
各種被着面への接着方法　43
隔壁　29
活性化液　56
窩洞形成　50
窩洞形態　50
窩壁適合性　48
仮封　46
仮封材　46, 60
仮封材の種類　46

患者の同意　106
感染象牙質の除去法　12
カンチャーストリップス　6
寒天―アルジネート連合印象　60

貴金属接着プライマー　107
義歯の破折　130
ギャップの発生　48
キャラクタライズ　90
臼歯部リテーナー　98
金銀パラジウム合金　112
金属（金銀パラジウム合金や金合金）の場合　43
金属　108
金属床義歯　124
金属床用プライマー　125
金属接着性プライマー　43, 44, 54, 112, 124, 134

クサビ状欠損　6
クリアフィル AP-X　36
クリアフィル ST　22
クリアフィルメガボンド　8, 19, 22, 25, 30, 34, 36, 44
グリーンの前処理材　54

コア用コンポジットレジン　53
硬化促進剤　127, 129
口腔内環境をコントロール　28
咬合採得　107
咬合状態の診査　106
咬合面う蝕　28
光沢感　6
光沢感の確認　32
個別の設計　110
コンタクトマトリックス™ システム　29
コンタクトリング　29
コンポジットレジンインレーの接着術式　62
コンポジットレジンやセラミックス表面に対する接着　43
コンポマスター　34
混和法　56

さ

再修復　40
最小限の侵襲　50
サンドブラスト処理　88, 112

次亜塩素酸ナトリウムと過酸化水素水による洗浄　6

次亜塩素酸ナトリウムによる止血　24
シェードテイキング　86
歯冠用硬質レジン　112
歯間離開　29
歯質に対する接着　43
歯質の削除量　75
歯肉圧排糸　6, 8
従来型リライニング材　118
樹脂含浸層　47, 81
術後疼痛　48
シランカップリング材　43, 64, 74, 81
シラン処理　114
シリコーンラバー印象材　60
審美性の回復　106

水硬性仮封材　60
スーパーボンドC&B　54
スーパーボンドステーション　56
スプーンエキスカ　12

脆性材料　81
セクショナルマトリックス　29
接触点の回復　28
接触点崩壊　36
接触点を回復　18
接着嵌合ブリッジ　96
接着性プライマー　88
接着性モノマー　124
接着阻害因子　81
接着ブリッジ　96
接着補強効果　81
接着ポンティック法　100
接着面の設定　106
セルフエッチングシステム　6, 8
セルフエッチングプライマー　8
セルフエッチングプライマーシステム　43
選択基準　108
前歯部リテーナー　100

象牙質―歯髄複合体の保護　47
ソフレックス™XTディスク　8
ソフレックス™フィニッシングブラシ　34

た

多官能性メタクリレート　119
単官能性メタクリレート　119

超微粒子ダイヤモンドポイント　19
直接コンポジットレジンブリッジ　67
鋳造修復　53

低刺激型リライニング材　119
ディスク状研磨材　25
テクスチャー　100
デュアルキュア型レジンセメント　62

トランスペアレント・アプロキシマルシェーパー　30

な

軟質リライニング材　122

二次う蝕　40, 48

ノンラテックス　28

は

ハーキュライトXRV　34, 36
バー状部分　96
ハーベ オクルブラシ　34
ハイブリッドセラミックス　80
パウダーフリー　28
破折歯　24
パッチ充填　40, 42, 43

ビューティフィル　25, 26, 30

筆積み法　56

プライマーの乾燥　8
プラスチックストリップス　18, 70
プラスチックストリップスの使い方　26
フレキシ ダム　15, 25, 28
フロアブルコンポジットレジン　8, 42, 43
フロアブルコンポジットレジンの充填　10
フロアブルレジン　7, 68

辺縁封鎖性　48

ポイント4　15, 19
膨潤　130
ポーセレンジャケットクラウン　80
ポーセレンボンドアクベベーター　43
補強材料　100
補強線　132
補修　40
補修冠　111
補修用レジン　130
保定　108
ポリッシングペースト　70
ボンディング材層の均一化　8
ボンディング材に対するエアーブローの仕方　12

ま

マイクロハイブリッド型コンポジットレジン　16
前歯部リテーナー　100
麻酔　50

未重合層　120, 127
未反応モノマー　127

メガボンドプライマーの乾燥　8
メタフィルフロー　12
メタルインレー修復　53
メタルインレー体内面の処理　58
メタルピン　102
メタルボンド　111
メタルボンドクラウン　80
メタルボンド用金合金　111
メタルマトリックスとプラスチックマトリックスの使い分け（1）　29
メタルマトリックスとプラスチックマトリックスの使い分け（2）　29
メタルマトリックスバンド　29

や，ら，わ

ユニフィルボンド　44

ラテックスアレルギー　28
ラバーダム防湿　15, 28, 50
ラミネートベニア修復　74
ラミネートベニア修復の適応症と禁忌症　74
ラミネートベニア修復の利点欠点　75

裏装　53

リテーナーデザイン　96
リテンションビーズの処理　87
リテンションビーズの選択　87
リテンションビーズ用接着剤　87
リペアー　92
リライニング　118
隣接面う蝕　18, 28

ルーシーウェッジ　29

レジンインレーの接着手順　62
レジン系装着材料　107
レジンコーティング法　46
レジン床義歯　120
レジンセメントの接着強さ　48
レジンセメントの分類　54
レジン用プライマー　125
レボリューション フォーミュラー2　8

ワンステップセルフエッチングシステム　12

英

AQボンドプラス　12
Blackの窩洞原則　46
Blackの窩洞　46
MI（Minimal Intervention）　74
Minimal Intervention　50, 110
V−プライマー　56

執筆者一覧

安田　登
東京医科歯科大学歯学部　卒業
現在：第一生命保険日比谷診療所歯科　医長
　　　東京医科歯科大学歯学部　臨床教授

秋本尚武
鶴見大学歯学部　卒業
現在：鶴見大学歯学部第一歯科保存学教室　講師

二階堂　徹
北海道大学歯学部　卒業
現在：東京医科歯科大学大学院　う蝕制御学分野　講師

高橋英登
日本歯科大学歯学部　卒業
現在：東京都　開業

遠山佳之
日本歯科大学歯学部　卒業
現在：静岡県　開業

永野清司
広島大学歯学部附属歯科技工士学校　卒業
現在：長崎大学医学部・歯学部附属病院中央技工室　歯科技工士長

松村英雄
日本大学歯学部　卒業
現在：日本大学歯学部歯科補綴学教室Ⅲ講座　教授

田中卓男
北海道大学歯学部　卒業
現在：鹿児島大学大学院医歯学総合研究科　教授

田上直美
長崎大学歯学部　卒業
現在：長崎大学医学部・歯学部附属病院専門歯科審美歯科室　講師

清水博史
九州歯科大学　卒業
現在：福岡歯科大学咬合修復学講座有床義歯学分野　助教授

関　文久
東京医科歯科大学　卒業
現在：日本アイ・ビー・エム（株）安全衛生産業保健　予防歯科

(執筆順)

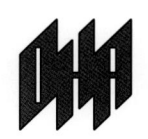

ステップアップ接着治療 ―正しい理解と実践―

2004年9月10日 第1版・第1刷発行

編著　安田　登／秋本尚武

　　　高橋英登／二階堂徹／松村英雄

発行　財団法人　口腔保健協会

〒170-0003　東京都豊島区駒込1-43-9
振替 00130-6-9297　Tel. 03-3947-8301（代）
　　　　　　　　　　Fax. 03-3947-8073
　　　　　　　　http://www.kokuhoken.or.jp/

乱丁・落丁の際はお取り替えいたします．　　　印刷／教文堂・製本／愛千製本

© Noboru Yasuda, et al. 2004. Printed in Japan （検印廃止）

ISBN 4-89605-202-1　C3047

本書の内容を無断で複写・複製・転載すると，著作権・
出版権の侵害となることがありますのでご注意下さい．